Christopher Busby

Efeitos anómalos para a saúde da exposição ao urânio

Christopher Busby

Efeitos anómalos para a saúde da exposição ao urânio

ScienciaScripts

Imprint

Cover image: www.ingimage.com

This book is a translation from the original published under ISBN 978-620-2-30250-0.

Publisher:
Sciencia Scripts
is a trademark of
Dodo Books Indian Ocean Ltd. and OmniScriptum S.R.L publishing group

120 High Road, East Finchley, London, N2 9ED, United Kingdom
Str. Armeneasca 28/1, office 1, Chisinau MD-2012, Republic of Moldova, Europe
Managing Directors: Ieva Konstantinova, Victoria Ursu
info@omniscriptum.com

Printed at: see last page
ISBN: 978-620-8-54309-9

Conteúdo

CAPÍTULO 1

1. Introdução

A partir de cerca de 2000, tem havido interesse na genotoxicidade anómala do urânio. Este elemento é a base de toda a energia nuclear e da utilização de armas nucleares e tem vindo a aumentar a sua concentração no ambiente desde a descoberta da radioatividade. Apesar das provas crescentes e alarmantes dos danos causados pela exposição a baixas doses de urânio, especialmente quando libertado sob a forma de partículas transportadas pelo ar, a União Europeia só recentemente (março de 2015) financiou um esforço de investigação significativo para examinar os efeitos do elemento na saúde, o CURE: Concerted Uranium Research Europe. Os resultados iniciais deste exercício foram decepcionantes: não foi realizada nenhuma nova investigação [1], embora existam muitas questões importantes que exigem uma resposta, nomeadamente a afinidade do urânio com o ADN in vivo, algo que é bastante fácil de examinar.

A falta de apreciação dos potenciais perigos do urânio pode dever-se ao facto de a longa meia-vida do elemento ter historicamente resultado na sua classificação pelas agências de risco (por exemplo, a Comissão Internacional de Proteção Radiológica (ICRP)) como sendo de baixo risco. Mas esta classificação tem sido posta em causa:

CAPÍTULO 2

2. Considerações filosóficas

As provas que surgiram nos últimos 20 anos sobre a genotoxicidade do elemento urânio são consideráveis, mas não houve qualquer alteração na aceitação oficial do risco anómalo, nem nos limites legais de exposição. Na sequência da crescente divulgação na literatura de relatórios teóricos, laboratoriais e epidemiológicos que mostravam claramente que os efeitos do urânio não podiam ser modelados utilizando os modelos simplistas de risco de radiação da Comissão Internacional de Proteção Radiológica (ICRP) e seus seguidores, não foram alterados os limites de exposição e, de facto, a substância passou a ser cada vez mais utilizada como arma de combate, com consequências devastadoras para as pessoas expostas e para os seus descendentes, como se verá mais adiante.

A ciência da estimativa dos danos causados pela exposição a radiações ionizantes é designada por *Física da Saúde* e teve início imediatamente após a 2ª Guerra Mundial. O objetivo era proteger os trabalhadores das instalações nucleares, inicialmente as fábricas de produção e desenvolvimento de bombas atómicas e termonucleares e, mais tarde, a população mundial exposta à precipitação atmosférica dos testes de armamento. O método desenvolvido consistia em quantificar a exposição às radiações como "dose absorvida", uma quantidade que nos foi apresentada como a unidade de densidade de absorção de energia, o cinzento, 1 Joule por quilograma, avaliada em grandes massas de tecido e, por conseguinte, uma quantidade média. Todas as radiações produzem o seu impacto nos tecidos sob a forma de rastos estruturados de moléculas ionizadas. A densidade de iões ao longo do trajeto, o que se designou por "transferência linear de energia" (LET), foi considerada aproximadamente proporcional aos danos biológicos sofridos. Diferentes tipos de radiação, em particular partículas alfa e neutrões, tinham maior número de ionização por unidade de comprimento de trajetória e, por conseguinte, maior impacto biológico, pelo que foi tomada a decisão de acordar factores de ponderação para radiações mais altamente ionizantes. Para as partículas alfa, foi acordado um fator de 20, pelo que uma dose de 1mSv (como 1mJ/kg de tecido) passou a ser uma "dose equivalente" de 20mSv. Tratou-se de uma escolha arbitrária e não de uma escolha com base científica, mas o método permitiu aos físicos da saúde quantificar as exposições internas. Esta forma de avaliar as exposições, adicionando as doses internas (ingeridas e inaladas) de radioisótopos às doses externas, tornou-se a forma como todas as situações de exposição têm sido calculadas desde então [2]. Na década de 1970, discutiu-se a possibilidade de alargar a abordagem do fator de ponderação a outras exposições internas que causavam uma maior densidade de ionização no ADN, por exemplo, os emissores Auger e os nuclídeos que procuram o ADN, mas a pressão da indústria nuclear impediu que tal acontecesse [3].

Os limites legais baseiam-se nesta "dose" composta, quer a dose provenha do carbono-14, trítio, urânio-238, potássio-40 interno, quer da radiação externa. Numa ação separada e igualmente insegura, o modelo de Física da Saúde assumiu que a resposta biológica à dose é linear, sem limiar. Isto está claramente demonstrado como sendo errado, tanto a partir de considerações teóricas sobre a morte celular, a reparação do ADN e a sua gama de indução, como a partir de dados epidemiológicos publicados. Assim, como se verá pelas provas aqui apresentadas relativamente ao urânio, os métodos reducionistas da Física controlaram a interpretação de dados empíricos claros. Uma abordagem alternativa, que envolve a escolha de factores de ponderação para a densidade de ionização no ADN, foi desenvolvida pelo Comité Europeu dos Riscos das Radiações independente [4], mas a abordagem do ECRR, embora possa explicar e prever as observações comunicadas, tem sido geralmente ignorada pelas autoridades.

Em rigor, uma vez que o ADN é o alvo aceite para a genotoxicidade, deveria ser a densidade de ionização no ADN a quantidade-chave que se correlaciona com o risco, os danos genéticos (por exemplo malformações congénitas e a maioria dos processos patológicos), danos cromossómicos, efeitos genómicos e cancro, e não a quantidade média de dose que é calculada sobre grandes massas de tecido, geralmente quilogramas, em todos os cálculos que conduzem à dose por unidade de ingestão publicada pelo ICRP e utilizada por todos os físicos da saúde na sua estimativa dos efeitos de qualquer exposição [5]. Além disso, uma vez que a base para a estimativa do excesso de risco relativo por Sievert, o ERR/Sv, é o estudo japonês sobre a bomba atómica efectuado pela Atomic Bomb Casualty Commission, financiada pelos EUA, o facto de as exposições internas ao urânio na "chuva negra" terem sido sofridas por todos os grupos de expostos, incluindo os controlos NÃO NA CIDADE, torna insegura a base de todos os actuais protocolos de avaliação do risco de radiações [6].

A questão foi levantada recentemente no que diz respeito aos danos hereditários e às radiações, tendo sido demonstrado que os dados de Chernobyl e de outras situações de exposição que envolvem contaminação interna (ao urânio e a outros radionuclídeos) mostram que ocorrem efeitos genéticos hereditários significativos com doses tão baixas como 1mSv, tal como calculado pelo modelo ICRP [7]. A atual dose de duplicação do ICRP é de vários Sieverts.

Para aqueles que possam ter dificuldade em aceitar as interpretações avançadas neste capítulo, pode ser útil uma breve descrição da filosofia associada ao desenvolvimento científico. O método científico, tal como foi estabelecido pelos filósofos de Bacon a John Stuart Mill, baseia-se na aceitação de que a observação e a experimentação instruem a teoria, através da aplicação da lógica indutiva. [8, 9]. A autoridade do pós-guerra em Filosofia da Ciência, Thomas Kuhn [10], argumentou que a ciência avançava através do acréscimo ou da derrubada da teoria pela evidência, embora Kuhn tenha descrito uma imagem dos problemas de ataque a uma crença enraizada da comunidade científica que pode ser facilmente aplicada aos argumentos actuais relacionados com o risco de radiação e a dose absorvida. As provas de que o modelo atual é extremamente impreciso são ignoradas pelas autoridades, tal como o relato de Kuhn prevê. Kuhn escreveu:

A Ciência Normal, por exemplo, suprime muitas vezes as novidades fundamentais, uma vez que estas são necessariamente subversivas dos seus compromissos básicos.

As tentativas de utilizar a legislação europeia (a Diretiva relativa às normas básicas de segurança da EURATOM) para chamar a atenção para as falhas do modelo de risco de dose absorvida não foram bem sucedidas devido ao facto de as autoridades de proteção contra as radiações se recusarem sequer a lidar com as provas [11], mas sim, como escreve Kuhn, apenas a passar por cima delas e a apresentar outras provas que são, em geral, irrelevantes para a questão das exposições internas. A questão das provas específicas da genotoxicidade anómala do urânio foi resumida em 2015 [12]. A construção de uma teoria do risco de radiação a partir do simples conceito de dose absorvida resultou no edifício da Física da Saúde, que é agora claramente inseguro na sua análise de novas informações sobre grupos expostos a contaminação interna crónica.

Foram identificadas quatro razões para este facto [7]:

Tipo (1) O problema da resposta à dose. Para os danos genéticos e o cancro, o aumento da dose não aumentará linearmente os efeitos, uma vez que em doses elevadas haverá morte celular em vez de mutação [ref].
Tipo (2) O problema Externo/Interno. A dose de interesse é a energia fornecida às células germinativas e aos seus precursores e ao ADN das células somáticas nos cromossomas de replicação. Esta dose pode ser muito mais elevada para os radionuclídeos internos com afinidade para o ADN (Sr-90, Ba-140, urânio) [13, 14].
Tipo (3) O problema do método filosófico. Se os dados forem interpretados através de um determinado modelo científico, as provas que não se enquadram nesse modelo serão ignoradas, descartadas ou invisíveis [12]
Tipo (4) Enviesamento na análise ou apresentação dos dados dos resultados do ABCC. Houve uma série de críticas ao ABCC e a estudos posteriores sobre os efeitos do

cancro, por exemplo [4, 6, 15, 16]. A mais relevante para este capítulo é a exposição de todos os grupos de dose externa à "chuva negra" e à contaminação residual de urânio (U- 238, U-234 e U-235) em Hiroshima e Nagasaki, uma questão que será discutida mais adiante.

CAPÍTULO 3

3. Urânio

O urânio é um elemento comum na crosta terrestre e tem estado preso como minério insolúvel na maioria das rochas e solos ao longo da história evolutiva. Mas após a descoberta da radioatividade, a corrida inicial para extrair rádio e, mais tarde, a produção e os testes de bombas e os projectos de energia nuclear, desenvolveu-se uma economia de urânio. Após os anos 50, as quantidades de material libertado na biosfera aumentaram enormemente. Apesar disso, a medição da contaminação ambiental pelo urânio não tem recebido a atenção que tem sido dada aos nuclídeos mais radioactivos, como o césio-137, etc. Por exemplo, embora o material de Chernobyl consistisse em quase 100% de urânio em massa, não foram registadas medições da contaminação por urânio. Foram detectadas e demonstradas partículas quentes em muitos locais da Europa, mas ninguém referiu que se tratava de partículas de urânio contaminadas com pequenas quantidades de radionuclídeos mais activos. O mesmo problema existe para os ensaios nucleares atmosféricos, em que as armas foram em grande parte construídas a partir de urânio, que foi quantitativamente convertido em nanopartículas após a condensação das bolas de fogo. As partículas de urânio também são emitidas pelas centrais nucleares e representam, mais uma vez em massa, 99% de todo o material contaminante. No entanto, devido à obsessão com a radioatividade, com a "dose", não são efectuadas medições. A natureza de "elemento natural" da contaminação por partículas tornou-a de alguma forma invisível para a ciência e a epidemiologia.

O elemento tem três isótopos naturais com atividade específica e meia-vida indicadas no Quadro 1. O rácio de atividade e a composição percentual em massa do urânio natural (tal como extraído), do urânio empobrecido e do urânio enriquecido utilizado em sistemas de armamento são apresentados no Quadro 2, e a concentração média de urânio natural (histórico) em solos e rochas é apresentada no Quadro 3.

Quadro 1 Isótopos de urânio de ocorrência natural

Isotope	Half Life (y)	Specific activity Bq/kg	Decay mode (energyMeV)[a]
U-238	4.47E+9	1.2E+7	SF, alpha (4.14MeV)
U-235	7.04E+8	8E+7	Alpha (4.4MeV)
U-234	2.44E+5	2.4E+11	Alpha (4.8 MeV)

[a] Energia principal de emissão alfa.

Quadro 2 Rácio de atividade e composição percentual em massa do urânio natural (tal como extraído), do urânio empobrecido (DU) e do urânio enriquecido (HEU) utilizados nos sistemas de armamento [17, 18]

	Natural Uranium	Depleted Uranium	Highly Enriched Uranium
Activity ratio U238/U235	22.4	Varies but >50	Varies but <5
Mass ratio U238/U235	137.88	Varies, but >400	Varies but <40
Activity ratio U238/U234	1.0	Varies, but >1 when new, ingrowth occurs in months .	Varies but large quantities of U234 are present in HEU. Note 97% of dose is from U-234 in enriched uranium which is an undocumented fallout hazard. (see text)

Quadro 3 Gama e concentração média de U-238 em rochas e solos típicos [19]

material	ppm	Bq/kg
Igneous rocks		
Basalt	0.5-1	7-10
mafic	0.5-0.9	7-10
salic	3.9-4.7	50-60
Granite	3	40
Sedimentary rocks		
Shale sandstones	3.7	40
Clean quartz	<1	<10
Dirty quartz	2-3?	10-25?
Arkose	1-2?	10-25?
Beach sands	3	40
Carbonate rocks	2	25
[a]Pacific corals/ atolls	3	40
[b]Phosphate rocks	8-400	100-5000
[c]All rock range	0.5-4.7	7-60
Continental crustal average	2.8	36
Soil average	1.8	22
Phosphate rocks		

[a] Referência [b] referência [c] excluindo corais e rochas fosfáticas.

Uma vez que o urânio está presente nos solos e nos fertilizantes fosfatados, está presente nos alimentos e na água, especialmente em algumas águas engarrafadas. Parece também estar a aumentar nas águas da torneira. Tem estado certamente a aumentar no ambiente desde o início do século passado. A economia do urânio (extração, refinação, transformação) associada aos ensaios de armas nucleares, ao desenvolvimento da energia nuclear e ao desenvolvimento e utilização de armas de urânio nos campos de batalha, provocou um aumento das concentrações ambientais. Assim, terá havido um aumento da ingestão humana de urânio, quer como espécie molecular (como ao longo da evolução), quer como partículas, incluindo nanopartículas derivadas de armas nucleares, armas de urânio e libertações de instalações nucleares. Existem atualmente provas suficientes de que estes aumentos devem ter sido acompanhados de efeitos na saúde das populações expostas. Um dos primeiros exemplos pode ter sido o aumento da leucemia infantil registado perto de instalações nucleares. A doença surgiu certamente em proporção com o aumento do urânio extraído, como mostra a figura 1. O efeito da atividade humana nas concentrações ambientais de urânio levou a preocupações sobre a bioacumulação do elemento [20]. As principais vias de exposição são enumeradas no Quadro 4 e os actuais factores de conversão de dose da ICRP são apresentados no Quadro 5. Note-se o coeficiente de dose muito mais elevado para a inalação do que para a ingestão; isto deve-se a uma evitação (presumivelmente evolutiva) da transferência de urânio para os organismos [21] e, por conseguinte, a um baixo fator de transferência intestinal. Uma vez que não existia urânio atmosférico durante a evolução, essa rede de segurança não evoluiu para a inalação.

Fig. 1. Mortes por leucemia infantil (por milhão de 0-14) vs. produção mundial de rádio (g). A produção de rádio provém do urânio transformado [22]

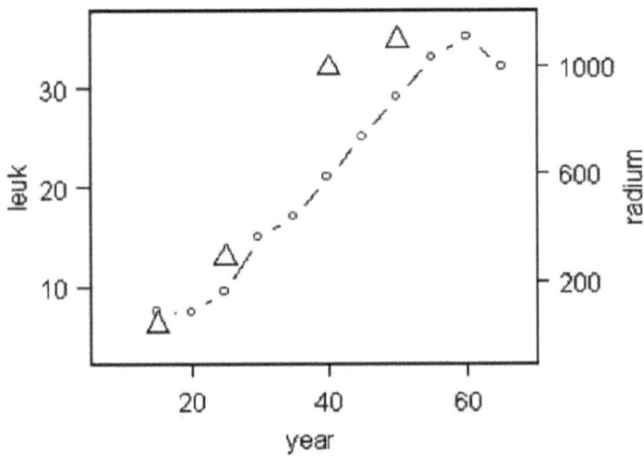

Quadro 4. Principais cenários e vias de exposição

Exposure scenario	**Route**
Living in high Uranium background area	Food, water, milk, dairy, inhalation of dust (slight)
Living near nuclear power station	Food, water, milk, inhalation of particulates
Living near a nuclear reprocessing site	Food water, milk, inhalation of particulates
Living near the coast or an estuary where there is intertidal sediment particle contamination	Inhalation of particulates
Workers at nuclear reprocessing, fuel fabrication or plant	Inhalation of particulates, inadvertent ingestion
Isotope separation, fuel processing, final disposal	Inhalation of particulates, inadvertent ingestion by workers and local populations
Nuclear and uranium weapons development	Inhalation of particulates, inadvertent ingestion by workers and local populations
Nuclear test veterans and fallout downwinders	Food, water, milk, particulates
Phosphate fertilisers	General contamination by runoff, increasing levels in food grown on fertiliser
Uranium weapons	Military personnel and local and distant populations

Quadro 5. Coeficientes de dose ICRP 72, Sieverts por Becquerel para adultos. (note-se a relação anómala entre os coeficientes de dose para o U238 e o U234, em que a razão de atividade é de 20 000 [23].

Isotope	Ingestion	Inhalation (type M dissolution)
U-238	4.5E-8	2.9E-6
U-235	4.7E-8	3.1E-6
U-234	4.9E-8	3.5E-6

Armas de urânio

O urânio empobrecido é um subproduto da indústria nuclear em que o isótopo físsil U-235 presente no minério de urânio natural é concentrado para produzir combustível para reactores constituído por "urânio enriquecido". O isótopo rejeitado por este processo é o urânio 238, que é geralmente classificado pelas agências de risco como um material de baixo risco de radiação devido à sua longa semi-vida (4,5 x 10^9 y) e à sua fraca emissão gama de 48keV. No entanto, é um emissor alfa e, por conseguinte, apresenta um risco de ingestão devido à elevada densidade de ionização das pistas alfa e à sua elevada eficácia biológica na indução de mutações. Além disso, existe o risco dos isótopos-filhas emissores beta Tório 234 (β 0,26MeV, semi-vida de 24 dias) e Protoactínio-234m (βι, 0,23MeV, semi-vida de 6,75 horas) que decaem um através do outro para Urânio-234, também um emissor alfa com uma semi-vida de 2,47 x 10^5 anos. A atividade global do urânio 238 aumenta, portanto, logo que é produzido, devido ao crescimento das filhas beta e, em 30 semanas, estas encontram-se em equilíbrio secular total

Ao longo dos séculos, a atividade específica do U-234 deverá ser a mesma que a do U-238 de origem, pelo que a concentração ambiental destes isótopos é geralmente a mesma se a fonte for natural. Não é claro se o urânio natural foi utilizado em armas. Há relatos de armas com assinaturas isotópicas que revelam urânio enriquecido, primeiro registadas no Líbano, depois em Gaza e, mais recentemente, na análise de materiais biológicos de um veterano do teatro de operações da Bósnia em 1996 [24, 25]. De facto, tabelas de rácios isotópicos em amostras ambientais pós-conflito publicadas pelo Programa das Nações Unidas para o Ambiente (PNUA) mostram provas claras da utilização de urânio enriquecido na Bósnia (relatório do PNUA sobre a Bósnia, 2002). (O PNUA tem negado sistematicamente ter encontrado urânio enriquecido, e este erro foi rapidamente encoberto quando foi assinalado: o quadro foi retirado do sítio Web do PNUA).

CAPÍTULO 4

4. Resultados da investigação

Existem consideráveis provas publicadas de que o urânio causa danos à saúde. Um relatório de 2010 do Comité Europeu dos Riscos das Radiações (ECRR) [3] analisa as provas da genotoxicidade do urânio no contexto das armas de urânio. Brugge e Buchner também analisam os dados até 2011 [26]. O quadro 6 enumera os domínios em que os estudos revelaram efeitos. Os elementos de prova suficientes para suscitar preocupações quanto aos actuais modelos de risco serão apresentados separadamente a seguir.

Quadro 6 Efeitos do urânio na saúde: Doenças e condições relatadas na literatura como estando associadas à exposição ao urânio. Este estudo será desenvolvido no texto.

Mutagen: Reproduction: teratogenic and genotoxic; causes lower fertility, miscarriages, heritable defects in children, stillbirths, childhood cancer and leukemia. Oestrogenic mimic with responses in humans and animals.
Mutagen: Cancer and leukemia increases in those exposed and their offspring in humans and animals.
Kidney disease generally, problems below 100ng/g contamination, glomerular and tubular lesions, tumorigenic changes, creatinine levels alter with dose, glomerular structures altered, IgE and IgG nephropathy, persistent structural and functional and functional damage.
Blood; cytotoxic and leukemogenic; reduction in red blood cells.
Brain; targets the brain and causes wide range of effects associated with damage to deep brain and brainstem fuction, effects shown by objective tests. Basis of the Gulf War syndrome. Weapons uranium particles enter the mid brain directly from the nose.
Concentration: circulates as uranyl ion which has the same affinity as Calcium, therefore binds to and targets DNA, nervous tissue, bone, sperm. For this reason most organs will be affected (mitochondrial DNA affecting energy conversions in cells).
Chromosome aberrations found in those exposed to uranium; the effect is out of proportion to the ICRP calculated dose for external radiation.
Mutagen: retinoblastoma rates highest in Navajo tribes living on uranium tailings; rates also high in offspring of Sellafield workers and near Rocketdyne site near Los Angeles contaminated with uranium.
Mutagen: Sex ratio effects in offspring of male uranium miners Inflammation: associated with oxidative stress at site of uranium
Carcinogen: cancer increases in BNFL uranium fuel element workers

4.1 Epidemiologia: Efeitos genéticos hereditários e cancro

Os efeitos teratogénicos da exposição ao urânio foram analisados por Hindin et al, 2005 [27], que concluíram, com base nas provas, que o urânio representava um perigo teratogénico. É certo que têm surgido muitos relatos de áreas onde foram utilizadas armas de urânio, segundo os quais se registam grandes aumentos de nados-mortos e malformações congénitas de um tipo particularmente alarmante e invulgar. Não é certo que os efeitos observados sejam induzidos in utero ou sejam consequências genómicas/genéticas da exposição das células germinativas dos pais. Na verdade, a probabilidade do estudo de Fallujah e de outros estudos apresentados a seguir, que mostram efeitos contínuos muito depois de a contaminação se ter dispersado, é que estes defeitos congénitos sejam efeitos genómicos transgeracionais.

4.2 Estudos de fundo sobre o urânio

Estudos sobre as águas subterrâneas numa zona com níveis diferenciados de urânio indicam que as taxas de cancro estão positivamente correlacionadas com os níveis de urânio [28]. Um estudo efectuado na Finlândia, por outro lado, não mostra qualquer relação [29]. No entanto, os estudos de base são difíceis de utilizar como identificador específico dos riscos do urânio. Isto deve-se ao facto de os níveis elevados de urânio serem também áreas onde o elemento está na presença de rádio e rádon, que o modelo atual considera fornecerem doses mais elevadas e, portanto, explicações para quaisquer efeitos encontrados. Há um número significativo de estudos de águas subterrâneas que mostram efeitos na saúde atribuídos ao rádio ou ao rádon e não ao urânio, devido às doses convencionais mais elevadas destas cadeias de nuclídeos filhas do urânio. No entanto, estes estudos podem fornecer apoio a argumentos baseados em exposições mais específicas (ver abaixo). As taxas de fundo do Retinoblastoma são um exemplo disso. Trata-se de um cancro ocular bem conhecido mas raro, baseado em danos genéticos, que é diagnosticado em crianças e para o qual se conhece a mutação do gene Rb. As taxas mais elevadas deste cancro registam-se nas tribos Navajo, que habitam áreas onde existem rejeitos de minas de urânio [30]. O outro local onde esta doença tem uma taxa elevada é na descendência de trabalhadores da fábrica de reprocessamento de Sellafield, no Reino Unido [31]. Dois destes casos não definem especificamente o urânio como causa, uma vez que outros radionuclídeos estarão presentes tanto nas zonas de rejeitos como em Sellafield, mas os efeitos ocorrem na sequência de doses muito baixas, calculadas pelos métodos ICRP.

Foi identificado um grupo de crianças com retinoblastoma em Los Angeles, que pode ser associado, no tempo e no espaço, a níveis elevados de urânio ligeiramente enriquecido nos filtros de ar utilizados pelas instalações da Rocketdyne no laboratório nuclear de Santa Susana Field, situado a montante do grupo. O local estava a ser remediado de uma forma que envolvia a demolição e escavação de resíduos históricos de urânio das instalações de investigação [32]. Os filtros de ar e outras medições revelaram aumentos significativos de urânio, mas não mais contaminação radioactiva, pelo que, no caso da Rocketdyne, foi o urânio que pôde ser considerado como a causa.

3.1 Iraque Anomalia congénita e efeitos cancerígenos; armas de urânio

As armas de urânio foram utilizadas em campos de batalha nos Balcãs e duas vezes no Iraque, em 1991 e mais tarde em 2003. Desde a utilização do urânio empobrecido na GW1, a investigação tem-se centrado na contaminação por este material como causa potencial do aumento das taxas de anomalias congénitas (AC) e de cancro [33]. Quando são utilizadas armas de urânio empobrecido, são criadas partículas aerossolizadas sub-micrónicas de óxidos de urânio cerâmicos [33]. Estas são respiráveis e a inalação de urânio implica um coeficiente de conversão da dose de radiação 200 vezes superior (a dose de radiação efectiva comprometida por unidade de ingestão) em comparação com o urânio ingerido (Quadro 5). Isto deve-se à longa semi-vida biológica do urânio interno e ao fator de transferência intestinal muito baixo para o urânio ingerido [33].

Os níveis de danos transgeracionais genéticos e genómicos no Iraque, onde foram utilizadas armas de urânio, foram estudados por um grupo britânico/iraquiano em 2010 com protocolos e concepções definidos pelo autor deste capítulo. Os resultados foram apresentados em três artigos [34-36]. O grupo realizou inicialmente um estudo epidemiológico por questionário sobre o cancro e a mortalidade infantil, com resultados comunicados entre 2004 e 2010. Verificaram um risco relativo muito elevado de cancro utilizando o Egito como comparação, com riscos excessivos em crianças superiores a 10 vezes e níveis elevados de leucemia nos grupos etários 0-35. Além disso, registou-se uma perturbação significativa da proporção entre os sexos à nascença [34]. O grupo obteve dados sobre anomalias congénitas (AC) de pediatras do Hospital Geral de Fallujah durante um período de 11 meses a partir de janeiro de 2009 e comparou a incidência com dados de outros países árabes. Houve 291 casos de AC registados à nascença durante o período na clínica do estudo. O número total de nascimentos registados no hospital durante o período foi de 6049. As ACs incluíram 113 casos de coração e sistema circulatório, 72 casos de sistema nervoso, 40 casos de sistema digestivo, 9 casos geniturinários, 6 casos de ouvido, face e pescoço, 7 casos respiratórios e 30 casos de síndrome de Down. No total, isto representou 3 vezes a taxa de AC em Gizé, no Egito, e 8 vezes a taxa no Kuwait [36]. A origem do efeito foi investigada através da análise do cabelo das mães das crianças com AC. Os resultados indicaram a presença de um excesso significativo de urânio no cabelo das mães, um excesso que aumentou rapidamente em amostras colhidas ao longo do comprimento dos fios de cabelo de mulheres com cabelo comprido. Uma vez que a taxa de crescimento do cabelo é conhecida, foi examinada a excreção histórica de urânio no cabelo. Os resultados mostraram que os níveis aumentaram para trás no tempo, em direção ao período dos ataques a Fallujah em 2004 [35]. Foram publicados outros estudos sobre AC no Iraque [37] e a origem dos efeitos genéticos tem sido atribuída a "metais pesados" e ao fósforo branco, embora não haja provas de que o fósforo possa causar efeitos genéticos. O longo lapso de tempo entre os estudos do grupo Alaani em Fallujah e o nível elevado e contínuo de AC à nascença defendem a existência de uma base de danos genómicos para os efeitos.

A situação no Iraque tornou-se grave: a genotoxicidade da exposição ao urânio resultou num aumento catastrófico do cancro e das doenças congénitas. Este facto foi relatado na Conferência Geral da AIEA de setembro de 1998 e foi exaustivamente analisado por Al Ani e Baker 2209 [38]. No mesmo volume, estes autores analisam outras provas do aumento das doenças de base genética e genómica nas regiões do Iraque contaminadas com urânio e citam os numerosos estudos que referem os níveis de contaminação e os indicadores de saúde.

Foram também registados efeitos de AC em veteranos das guerras do Iraque. As tropas americanas também foram expostas a aerossóis de urânio empobrecido. Vários estudos destes veteranos da GW 1 revelaram um aumento estatisticamente significativo das taxas de malformação congénita nos seus filhos. Por exemplo, Doyle et al. [39] comunicaram as taxas de malformações congénitas num grupo de 13 191 descendentes de homens e 360 descendentes de mulheres de veteranos da guerra do Golfo do Reino Unido, encontrando riscos relativos de 1,5 (95% CI 1,3-1,7) para todas as AC. Araneta et al. [40] relataram um excesso significativo de defeitos cardíacos congénitos e taxas de hipospádia em 11.961 descendentes nascidos vivos de veteranos da guerra do Golfo dos EUA, em comparação com controlos militares. Os riscos relativos foram de 2,7 (1,1-6,6) para insuficiência da válvula tricúspide e 6,0 (1,2-31,0) para estenose da válvula aórtica. Kang et al. [41] compararam 3371 filhos de veteranos da Guerra do Golfo dos EUA com 3625 filhos de não veteranos da Guerra do Golfo e registaram uma prevalência mais elevada de malformações congénitas moderadas a graves RR1,78 (1,19-2,66) com o pai veterano e RR 2,8 (1,26-6,25) com as mães veteranas. Outros estudos encontraram resultados semelhantes, mas também houve estudos que não encontraram quaisquer riscos acrescidos, embora muitos destes últimos estudos sofram de problemas relacionados com números reduzidos [42].

Um estudo interessante e relevante é o das taxas excessivas significativas de cancro e

AC no polígono de Quirra na Sicília, onde os autores do estudo acreditam que a NATO testou armas de urânio [43]. No entanto, para além do urânio empobrecido, também pode haver uma série de outras causas potenciais, mas não identificadas, para quaisquer riscos acrescidos de anomalia congénita em Fallujah ou no Sul do Iraque. Por conseguinte, para identificar o urânio como a causa, temos de olhar para as pessoas expostas apenas ao urânio, como os trabalhadores do urânio e os mineiros de urânio.

Foram comunicados dados sobre o cancro em Sarajevo, na Bósnia, que revelam aumentos notáveis (até 20 vezes) da incidência em muitos locais [44]. Um estudo de coorte sobre o cancro do colo do útero na Grécia concluiu que a exposição a aerossóis de urânio foi a causa de um aumento estatisticamente significativo da doença nas pessoas expostas, tal como demonstrado pelos resultados do rastreio [45]. Também foram comunicados muitos casos de níveis elevados de cancro no Iraque após os bombardeamentos de 1991 e, mais tarde, em 2003 [34, 38].

3.2 Síndrome da Guerra do Golfo

Os veteranos das guerras do Iraque de 1991 e 2003 referiram uma vasta gama de problemas de saúde adversos que passaram a ser designados por Síndroma da Guerra do Golfo. Um estudo inicial realizado por McDiarmid et al (2002) [46] não encontrou provas de um risco acrescido de cancro nos veteranos norte-americanos da primeira guerra do Golfo, embora tenham sido comunicados problemas de saúde decorrentes de muitas doenças [33].

A própria síndrome da guerra do Golfo foi examinada numa sofisticada análise de factores por Haley et al (2000) nos EUA, financiada por Ross Perot [47]. A síndrome engloba muitas doenças, problemas que os militares e os seus conselheiros no Reino Unido atribuíam ao stress, mas que Haley identificou como tendo em comum o facto de resultarem de danos no tronco cerebral e na parte inferior do cérebro, funções de manutenção. Haley demonstrou que era esse o caso, realizando um estudo de controlo de casos de ressonância magnética com veteranos americanos. Os estudos P32 e H1 identificaram uma perda significativa de viabilidade nas células do cérebro associadas às funções domésticas do corpo que se manifestavam como síndrome da Guerra do Golfo. Haley não estava ciente de que o urânio tinha como alvo o cérebro e a parte inferior do cérebro e atribuiu os efeitos que encontrou à exposição a organofosforados. No entanto, a investigação levada a cabo alguns anos após o trabalho de Haley mostrou que o urânio afectava profundamente esta área do cérebro e que o urânio inalado tem acesso direto a estas partes do cérebro através do lóbulo olfativo (ver abaixo).

3.3 Aberrações cromossómicas

A análise das aberrações cromossómicas pode ser utilizada como um indicador de uma exposição anterior a radiações ionizantes. De facto, é possível reconstruir as doses e fazer algumas suposições (com base nos tipos de danos nos cromossomas, dicêntricos e anéis cêntricos) sobre o tipo de exposição, se baixa ou alta LET [48].

Estudos de aberrações cromossómicas num conjunto de veteranos da Guerra do Golfo que sofriam da síndrome da Guerra do Golfo foram também examinados por Schroeder et al, 1999 [49]. Os resultados mostraram níveis de danos que eram consistentes com exposições anteriores de cerca de 150mSv, embora claramente estes veteranos não pudessem ter sido expostos a mais urânio empobrecido do que a dose de 100μSv. Ambos os estudos identificam um erro no cálculo da dose das exposições ao urânio de aproximadamente 1000 vezes. É de notar que os danos cromossómicos deixam normalmente o corpo com uma meia-vida de cerca de 2 anos, mas estes veteranos do Golfo apresentavam estes danos cerca de dez anos após as exposições, o que sugere a existência de um depósito de urânio de longa duração. A Royal Society [33] cita referências para apoiar o ponto de vista de que a meia-vida de alguns tipos de urânio no corpo é superior a 10 anos e pode ser considerada talvez indefinida. Foram encontradas aberrações cromossómicas num estudo de controlo de casos de veteranos dos ensaios atómicos da Nova Zelândia (também expostos ao urânio nos locais de ensaio) cerca de 40 anos após as exposições.

A análise das aberrações cromossómicas na Bósnia revelou efeitos significativos da exposição ao urânio num estudo ecológico realizado por Ibrulj et al, 2007 [50]. O estudo avaliou linfócitos periféricos de 84 indivíduos repartidos entre habitantes de Hadzici, onde os ataques da NATO envolveram urânio (e as medições do PNUA mostraram a presença de urânio em 2002) e uma área de controlo onde havia pouca exposição. Os resultados mostraram um aumento estatisticamente significativo das frequências de aberrações cromossómicas no grupo exposto em 2007, cerca de dez anos após os ataques. Os micronúcleos também aumentaram nos linfócitos periféricos das mesmas populações expostas ao urânio [50].

Hadzici, na Bósnia, foi também estudada por Krunic et al (2005) para avaliar os danos genéticos causados às pessoas que estiveram expostas a armas de urânio [51]. Os autores conseguiram mostrar um excesso de micronúcleos nos linfócitos periféricos em comparação com os controlos da Herzegovina Ocidental.

Pode concluir-se, a partir destes estudos, que a exposição ao urânio provoca danos nos cromossomas e a formação de micronúcleos em populações humanas a níveis de exposição à radiação (convencionalmente avaliados) que são mais de 1000 vezes inferiores para explicar estes efeitos. Foram registados resultados semelhantes na investigação laboratorial em culturas de células.

Níveis inesperadamente elevados de aberrações cromossómicas em mineiros de urânio da Namíbia foram relatados por Zaire et al 1997 [52] e também num grupo de veteranos neozelandeses dos testes britânicos de armas nucleares na Austrália e na Ilha Christmas, no Pacífico [53]. Três estudos sobre os descendentes destes veteranos dos ensaios nucleares revelaram taxas elevadas de excesso de AC tanto nos filhos como nos netos [54-55]. Por exemplo, um estudo de caso-controlo dos filhos e netos de veteranos dos ensaios atómicos do Reino Unido identificou um excesso de 9 vezes de doenças congénitas nos filhos e um excesso de 8 vezes nos netos em relação aos controlos nacionais [55]. Estes veteranos foram expostos principalmente ao urânio (em termos de massa), mas também a outros emissores alfa, como o plutónio, e a emissores beta fracos, o carbono-14 e o trítio H-3. As suas doses de radiação gama eram, em geral, conhecidas e a análise mostrou a existência de quantidades significativas de urânio nos locais de ensaio. Os níveis de exposição detectados pela análise dos crachás de película eram muito baixos quando avaliados segundo o modelo ICRP e o Ministério da Defesa nega a possibilidade de danos genéticos. A questão está a ser tratada nos tribunais britânicos.

Também foram registados danos cromossómicos em trabalhadores do urânio do Reino Unido [56]. No seu conjunto, estes são fortes indícios de que a exposição ao urânio, pelo menos sob a forma de partículas, provoca danos nos cromossomas e nas células germinativas, que se manifestam sob a forma de efeitos hereditários.

3.4 Trabalhadores do sector da energia nuclear com urânio

Foi demonstrado que os trabalhadores britânicos do fabrico de combustível e da transformação de urânio apresentam um risco excessivo de cancro [57], bem como o excesso de danos cromossómicos acima referido. Indicações semelhantes de danos genéticos são observadas nos trabalhadores franceses do urânio, onde três relatórios publicados nos últimos 10 anos permitem algum nível de quantificação do erro na avaliação do risco de cancro, se não do risco genético. Guseva Canu et al. realizaram estudos epidemiológicos com trabalhadores franceses do urânio e apresentaram três artigos que revelam um excesso de risco significativo de cancros hematopoiéticos (leucemia e linfoma) e também, curiosamente, de doenças cardíacas [58-60]. Uma vez que as exposições dos trabalhadores são controladas por restrições legais, podemos obter uma linha de base para as exposições que causaram o aumento dos efeitos, mas, de facto, os autores forneceram informações suficientes sobre a exposição para permitir o cálculo do excesso de risco relativo por Sievert (como convencionalmente avaliado utilizando a metodologia ICRP) e este cálculo será retomado na secção relativa aos factores de risco para a exposição ao urânio. As conclusões foram difíceis de publicar (ref), uma vez que eram o resultado de um trabalho efectuado no seio da indústria nuclear e tinham implicações políticas e industriais importantes; o autor deixou agora a indústria nuclear (ref).

3.5 Rim

O rim foi identificado como um alvo da toxicidade do urânio por muitos estudos: a investigação inicial é analisada nos relatórios da Royal Society [33, 61]. Mais recentemente, o interesse surgiu na sequência das preocupações relacionadas com a exposição a armas e a investigação centrou-se nos níveis necessários para produzir efeitos nefrotóxicos. No Quadro 7 são enumerados alguns estudos relevantes.

Um relatório muito relevante e interessante, elaborado por Ballardie et al. em 2008, apresenta os resultados de uma análise médica e física exaustiva de um veterano dos Balcãs que apresentava uma série de problemas renais e muitas doenças da síndrome da guerra do Golfo [25]. Em vez de assumir que o espetro de doenças deste homem era resultado do stress, uma equipa de médicos e cientistas da Manchester Royal Infirmary e da Universidade de Sheffield começou a analisar tudo o que podia para tentar descobrir a causa das suas doenças. Através de uma biópsia, descobriram que o seu rim estava gravemente contaminado com urânio enriquecido, que se encontrava uniformemente disseminado por todo o tecido mitocondrial. O tratamento com agentes quelantes de metais pesados permitiu a cura. Esta é uma prova importante nos argumentos que os veteranos da Guerra do Golfo e dos Balcãs têm em relação à origem da sua doença e foi significativa para persuadir o júri sobre a causalidade no inquérito do médico legista sobre Steve Dyson, acima referido, que também sofria da síndrome da Guerra do Golfo antes de morrer prematuramente de cancro do cólon [62].

Quadro 7 Estudos recentes relevantes para os efeitos do urânio na estrutura e função dos rins

Study	Results
Prat et al 2005 [63]	Identified a set of 18 genes which were deregulated following exposure to uranium; the Calcium pathway is heavily implicated; nephroblastoma genes implicated
Berradi et al 2008 [64]	Rats exposed to 40mg/l DU in water for 9 months. Kidney deterioration and lower red blood cell counts (renal anemia).
Goldman et al 2006 [65]	Investigated effects of DU on rat kidney brush border vesicles. Uranyl at 140□g /mg protein reduced ability to transport glucose.
McClain et al 2002 [66]	Effects of embedded fragments of DU (shrapnel) in rodents. Uranium from implanted fragments found in bone, kidney, muscle and liver distant from the site of implant. Alters neurophysiological parameters in rat hippocampus, crosses the placental barrier, enters foetal tissue. Decreased rodent litter size when animals bred 6 months after implantation. No kidney effects found suggesting adaptation.
Fukuda et al 2006 [67]	Toxicity and biochemical markers in rats exposed to uranium at 0.2, 1 or 2□g/g animal. Measurable changes in many markers in bone and kidney at the lowest doses.
Zhu et al 2008 [68]	Renal dysfunction after long term chronic exposure to uranium pieces surgically implanted in rats.
Zimmerman et al 2007 [69]	Clinical chemistry and microscopic renal effects in rats exposed to single injection IM of 0.1, 0.3 and 1.0 2□g/g animal. Nephrotoxocity seen at all doses.

4.8 Cérebro

Os efeitos do urânio no cérebro só recentemente surgiram. Como já foi referido, os estudos de Haley demonstraram uma ligação entre a função cerebral inferior e o espetro de doenças que constituem a síndrome da Guerra do Golfo. A inalação de nanopartículas de urânio dos aerossóis utilizados como arma proporciona uma via direta para a parte inferior do cérebro através das ligações fisiológicas com as passagens nasais e o bolbo olfativo. Os estudos franceses (IRSN e outros) foram talvez os primeiros a mostrar a acumulação de urânio no tecido nervoso, ao qual parece ter afinidade, provavelmente devido à semelhança do ião uranilo com o Ca^{++}. Monleau et al (2005), do laboratório IRSN em França, mostraram que as concentrações de urânio no cérebro de ratos expostos por inalação eram as seguintes: bolbo olfativo > hipocampo > córtex frontal > cerebelo [70]. O urânio é normalmente excluído do sistema por um baixo fator de transferência intestinal. Evolutivamente, nunca terá havido um período em que existissem aerossóis de urânio puro no ambiente e mesmo os mineiros de urânio não estarão expostos na mesma medida, uma vez que as poeiras nas minas têm um teor muito baixo de urânio. No Quadro 8 é apresentada uma lista de estudos recentes.

É claro a partir dos resultados de Lestaeval et al 2005 [75] que, em níveis onde não há nefrotoxicidade, há mudanças mensuráveis no comportamento em ratos expostos a 144µg/kg. por injeção. Em conjunto, estes estudos quase demonstram que a síndrome da Guerra do Golfo é um efeito da inalação de microgramas de urânio e chamam a atenção para a extraordinária neurotoxicidade do material.

Quadro 8 Estudos recentes sobre os efeitos neurológicos do urânio

Study	**Results**
Monleau et al 2005 IRSN, France [70]	Inhalation of uranium by rats. Uranium concentration in brain: Olfactory bulb> hippocampus> frontal cortex> cerebellum. Behavioural changes shown
Barillet et al 2007 IRSN, France [71]	Oxidative stress and neurotoxicity in adult male zebrafish exposed to U-238 and U-233 in water. Oxidative stress and neurophysiological changes (increase in ACh) in exposures to both isotopes

Pellmar et al 1999 [72]	Depleted uranium fragments implanted in rats and caused electrophysiological changes in hippocampal slices
McDiarmid et al 1999 [73]	Gulf war veterans studied found subtle effects on reproductive and central nervous system function
Briner and Murray 2005 [74]	Rats exposed to drinking water containing 75 or 150mg/l DU. Behavioural changes after 2 weeks; increased lipid oxidation
Lestaeval et al 2005 IRSN France [75]	The brain is a target organ after depleted uranium exposure. 144µg/kg injection in rats caused a kidney levels of 2.6 µg/g. This level would be normally seen as a sub toxic dose to the kidney. However, this was associated with decrease in food intake and sleep wake cycle disturbance.
Barber et al 2005 [76]	Short term kinetics of uranium in rat brain after intraperitoneal injection 1µg/g animal. Uranium entered the brain rapidly and was initially concentrated in the hippocampus and striatum. Clearance was slow; contents of hippocampus, cerebellum and cortex was still high after 7 days

4.9 Estudos em animais e em laboratório (cultura de células)

Uma análise da toxicidade reprodutiva do urânio natural e empobrecido efectuada por Domingo (2001) concluiu que o urânio era um tóxico para o desenvolvimento quando administrado por via oral ou subcutânea a ratos [77]. Foi demonstrada a ocorrência de diminuição da fertilidade, toxicidade embrionária, teratogenicidade e redução do crescimento. Paternain et al (1989) [78] já tinham demonstrado efeitos sobre o desenvolvimento e o nascimento de ratinhos com doses tão baixas como 5mg/kg, sem dose de efeito zero. Um estudo sobre os efeitos do urânio no sucesso da eclosão, no desenvolvimento e na sobrevivência nas fases iniciais do peixe-zebra (*danio rerio)* foi relatado por Bourrachot et al (2008) [79]. Os autores utilizaram níveis de urânio empobrecido na água de 200-500µg/l (cerca de $3Bql^{-1}$), mas também utilizaram um isótopo de urânio de atividade específica mais elevada, U-233, para examinar os efeitos do que consideraram ser um stress químico e não radiológico. Ambos os regimes mostraram efeitos de desenvolvimento significativos nas exposições mais baixas. $250\mu gl^{-1}$ mostrou uma redução de 43% na mediana dos tempos de eclosão em relação a um controlo. Uma exposição de 15 dias a esta concentração de urânio empobrecido provocou uma mortalidade de 100% na fase pró-larval. O U-233, mais radioativo, foi mais eficaz, mas ambos os isótopos mostraram os efeitos a esta concentração muito baixa. As doses de radiação a que isto se verificou são extremamente pequenas e não seriam consideradas nocivas com base nos actuais modelos de risco.

Raymond-Whish et al (2007) [80] descobriram que a água potável abaixo do padrão da EPA dos EUA causou respostas dependentes do recetor de estrogénio em ratos fêmeas. Os autores expuseram ratos fêmeas grávidas a água potável contendo entre 0,5 μgl^{-1} e $28mgl^{-1}$ e descobriram efeitos nos receptores de estrogénio, incluindo a redução selectiva de folículos primários, aumento do peso uterino, maior altura das células epiteliais luminais uterinas e outras condições. As mães ratas que beberam a água contendo urânio tiveram crias grosseiramente normais, mas estas tinham menos folículos primários do que as crias de mães que beberam água normal.

Em experiências de cultura de células, Miller et al. 2002 [81] conseguiram induzir alterações cromossómicas dicêntricas e transformação neoplásica em células humanas expostas a urânio empobrecido a 50μM (ou seja, 200ng/l) durante 24 horas. Esta é uma concentração muito baixa e a presença de emissões alfa por célula é estocasticamente ausente. Utilizando diferentes isótopos de urânio, o estudo mostrou que existia um efeito específico relacionado com a atividade e a conclusão foi que a radioatividade pode desempenhar um papel na frequência da transformação neoplásica. O grupo de Miller publicou vários trabalhos que mostram efeitos genéticos significativos em culturas celulares e modelos animais a níveis muito baixos de exposição/concentração de urânio [82-84]. Stearns et al também conseguiram demonstrar a ocorrência de mutações em culturas de células de ovário de hamster chinês com concentrações muito baixas de urânio [86].

CAPÍTULO 5

5. Mecanismos

5.1 Afinidade química e ligação ao ADN

O que todos estes estudos parecem mostrar é que a exposição interna ao urânio, a partículas mas também a formas iónicas, parece agir como se fosse consideravelmente mais radioativo do que é, com base na sua radioatividade intrínseca. Assim, a exposição ao U-238 causa stress oxidativo, instabilidade genómica, danos nos cromossomas, formação de micronúcleos, todas as consequências da exposição a radiações ionizantes, mas em algumas experiências a concentração é tão baixa que, estocasticamente, não há exposição a radiações porque há muito poucos decaimentos. Esta descoberta tem sido interpretada de várias formas como sugerindo um efeito mutagénico químico, um efeito de metal pesado ou uma sinergia entre radiação e química. Naturalmente, uma redescoberta é a afinidade do urânio pelo fosfato de ADN. A afinidade do ião uranilo, UO_2^{++} para os sítios de cálcio Ca^{++} foi conhecida nos anos 60, quando a substância começou a ser utilizada como corante para microscópio eletrónico [87, 88]. A constante de afinidade foi medida numa elegante experiência de fluxo por Nielsen et al em 1992 e era da ordem de $10^{10}M^{-1}$ [89], o que sugeriria, em termos de equilíbrio massa-ação, que a concentrações bastante baixas (100ng/l) existe uma quantidade significativa de urânio ligado à espinha dorsal de fosfato do ADN. Este facto parece estar de acordo com as observações experimentais de efeitos biológicos aqui analisadas, se assumirmos, plausivelmente, que o decaimento de um elemento que se encontra na proximidade do ADN tem uma maior probabilidade de interceção de uma pista com o material genético do que se o átomo estiver distante do ADN. A questão foi discutida e um tratamento matemático foi desenvolvido em Busby 2012 [5]. O argumento avançado está particularmente preocupado com os radionuclídeos que se ligam ao ADN (estrôncio-90, bário-140), uma vez que estes emissores beta decaem no ADN e também mudam a sua carga e transmutam-se numa filha radioactiva produzindo um ião e talvez electrões Auger. A mudança de carga, por si só, causará uma ionização no ADN. Parece que o urânio está, portanto, nesta categoria, o que resultaria numa ponderação (ver capítulo 6 do ECRR2010).

Existe, no entanto, um mecanismo distinto que pode funcionar. Trata-se do efeito de fotoeletrão secundário, que foi sugerido em 2005 [90, 91] e 2008 [21]. A discussão deste efeito e as novas provas experimentais que o apoiam serão apresentadas na secção seguinte.

A lista de alguns estudos que abordam a questão do mecanismo para o aumento anómalo do urânio, tanto na forma iónica como na forma de partículas, é apresentada no Quadro 9.

Quadro 9. Estudos dos efeitos do urânio em culturas celulares e em animais que revelam informações sobre possíveis mecanismos para o seu perigo anómalo.

Study	Result
Miller et al 2005 [82]	Leukemic transformation of haematopoietic cells in mice internally exposed to DU pellets.
Miller et al 1998 [83]	Transformation of human osteoblast cells to tumorigenic type after exposure to DU; 0.0014% cells were hit by alpha particles. Suggests no radiation effect.
Miller et al 2002 [84]	Showed that both Uranium and tungsten capable of causing micronuclei in human osteoblast system and tumorigenic transformations.
Yang et al 2002 [85]	Malignant transformation of human bronchial epithelial cell by exposure to uranium; DU has carcinogenesis in vitro
Kalinich et al 2002 [92]	Depleted uranium induces apoptosis in mouse macrophages
Gueguen et al 2006 93]	Hepatic effects of uranium on liver metabolism enzymes
Pariyakaruppan et al 2006 [94]	Uranium causes oxidative stress in lung epithelial cells
Grignard et al 2008 [95]	Contamination with depleted or enriched uranium differently affects steroid metabolism in rats
Tissandie et al 2006 [96]	Short term DU exposure affects vitamin D metabolism in rats
Yazzie et al 2003 [97]	Uranyl acetate causes DNA single strand breaks in vitro in the presence of ascorbate. Suggests that affinity for DNA is greater than affinity for ascorbate.
Busby 2005a [90]	Suggests and attempts to quantify secondary photoelectron effect for uranium bound to DNA phosphate. Draws attention to affinity of Uranyl for DNA.
Busby 2005b [91]	As above for uranium particles

Stearns et al 2005 [86]	Induction of hprt mutations and DNA adducts in Chinese Hamster ovary cells at 200 μM (80ng/l).
Busby and Schnug 2008 [21]	Discusses SPE for uranium in ionic form as explanation for observed effects
Elsaesser et al 2007 [93]	Monte Carlo simulations of uranium, gold and water nanoparticles of different sizes confirm the enhancements due to SPE
Wan et al 2006 [99]	In vitro immune toxicity of depleted uranium: effects on mouse macrophages. At 50 and 100μM. Macrophage activity altered at 200μM for 2 h.
Pattison et al 2009 [100]	Monte Carlo simulation of uranium particles in tissue confirm SPE effect is 'significant' but lower than suggested by Busby.
Eakins et al 2010 [101]	Monte Carlo simulation of uranium particles in tissue confirm SPE effect is 'significant' but lower than suggested by Busby.

5.2 O efeito de fotoeletrão secundário (SPE)[98]

A radiação electromagnética e a matéria interagem predominantemente através de três mecanismos diferentes: a dispersão de Compton, a produção de pares e o efeito fotoelétrico. A dispersão de Compton envolve a perda de energia do fotão incidente pelos electrões da camada de dispersão. A produção de pares consiste na criação simultânea de um eletrão e de um positrão e ocorre a energias fotónicas superiores a 1,022 MeV, que é a massa invariante de um eletrão mais um positrão. No efeito fotoelétrico, os electrões absorvem a energia do fotão incidente e são emitidos do átomo ou perdem energia em processos secundários. Para energias inferiores a 1MeV, o efeito fotoelétrico é o predominante. A secção transversal σ para o efeito fotoelétrico é aproximadamente proporcional à quarta potência de Z, o número atómico, e aproximadamente proporcional à energia do fotão incidente à potência -7/2 [98]:

$$\sigma = Z^5 E_\gamma^{-7/2}$$

Os fotoelectrões são electrões energéticos com aproximadamente a energia do fotão incidente, uma vez que a energia de ligação do eletrão é pequena em comparação com a energia do fotão incidente. São estes fotoelectrões induzidos nos tecidos vivos que existem como pistas estruturadas que provocam a ionização e os danos biológicos que resultam em

os efeitos genotóxicos caraterísticos da exposição às radiações. Estes efeitos genotóxicos (cancro, malformações congénitas, aberrações cromossómicas, morte celular) resultam da interação entre estas pistas e o ADN da célula. A maioria dos fotoelectrões produzidos num material absorvente perde a sua energia por dispersão de electrões e Bremsstrahlung (radiação de travagem). Por conseguinte, a profundidade de fuga dos fotoelectrões num sólido é de algumas fracções de um mícron (dependendo, evidentemente, do valor de Z e E na equação acima). Daqui resulta que a emissão de fotoelectrões de partículas maiores do que um mícron está limitada aos átomos que se encontram perto da superfície. Os átomos no interior da partícula não contribuem para a emissão de fotoelectrões, uma vez que estes são absorvidos pelo material. A emissão dos átomos e das moléculas é, evidentemente, de 100%.

A partir da relação apresentada na equação (1), podemos ver duas coisas. Em primeiro lugar, os elementos de elevado número atómico absorverão a radiação fotónica externa de forma muito mais eficaz do que o tecido humano (que pode ser modelado como água, tendo um Z efetivo de 7,5) e, em segundo lugar, para cerca de 60% da radiação gama externa de fundo natural, energias inferiores a cerca de 0,25MeV, toda a radiação fotónica será convertida em fotoelectrões. A ideia é simples e baseia-se numa física bem aceite. Foi apresentada ao comité CERRIE em 2004 e ao UK Depleted Uranium Oversight Board em 2004, e publicada inicialmente em 2005 [105, 106] e mais tarde em 2008 [21]. Dado que o autor tinha sido membro do Depleted Uranium Oversight Board 2001-2006 (DUOB) do Ministério da Defesa do Reino Unido e tinha apresentado provas ao Royal Society Committee on Depleted Uranium, foi enviado para a Royal Society Journals em 2008 e foi recomendado para publicação pelos árbitros da revista Royal Society Interface, mas foi rejeitado pelo editor, William Benfield, sem qualquer explicação. Foi apresentado numa conferência na Alemanha em 2008 e publicado nas actas da conferência [21]. A questão foi rejeitada em termos de efeitos de partículas DU em dois artigos, um de Pattison et al no Royal Society Interface Journal (o mesmo que rejeitou o artigo original de Busby) [100] e um segundo de Eakins et al do National Radiological Protection Board do Reino Unido [101], que tinha sofrido alguma pressão pelo facto de o efeito não ter sido incluído nos cálculos do ICRP e que precisava claramente de defender esta posição. Estes documentos serão discutidos mais adiante.

A fim de investigar a magnitude do efeito, foi iniciado um trabalho na Universidade de Ulster sobre o SET de nanopartículas de alto Z. Os resultados serão agora apresentados.

5.3 Estudos da Universidade de Ulster

O SET para nanopartículas foi investigado por Elsaessar, Busby e Howard de 2009 a 2012. Alguns resultados foram apresentados numa conferência em Madrid [93] e os estudos contribuíram para uma tese de doutoramento [102]. No que diz respeito ao SET, o código FLUKA do CERN [103] foi utilizado para quantificar a emissão de fotoelectrões de partículas de diferentes tamanhos com diferentes energias de fotões incidentes.

A geometria do feixe adoptada para este cálculo é mostrada na Fig. 2 e a comparação da análise é mostrada na Fig. 3 para uma partícula de 10 nm de água, ouro e urânio. A emissão de rastos de fotoelectrões secundários dos três materiais está aproximadamente de acordo com uma lei de potência 4th ou 5th. É imediatamente claro, a partir desta imagem da Fig. 3, como é que as partículas internas de elementos de elevado Z, como o urânio, resultam numa maior absorção da radiação de fundo e na sua reemissão por fotoelectrões e no aumento dos danos biológicos associados, em relação à absorção pelo tecido (água). Este efeito é claramente relevante para a dosimetria biológica e identifica um perigo radiológico de elementos com elevado teor de Z, para além do urânio. No entanto, devido à auto-absorção dos fotoelectrões induzidos, o perigo existe principalmente devido a pequenas partículas. A questão de saber quão pequenas são também foi abordada pela modelização. Os resultados para diferentes tamanhos de partículas de ouro e três energias diferentes de fotões são apresentados na figura 4.

Fig. 2. Geometria do feixe e do alvo para os cálculos FLUKA. Um feixe de fotões de diâmetro de secção transversal igual ao de uma partícula de água, ouro (Z=72) e urânio (Z=92) [98, 102]

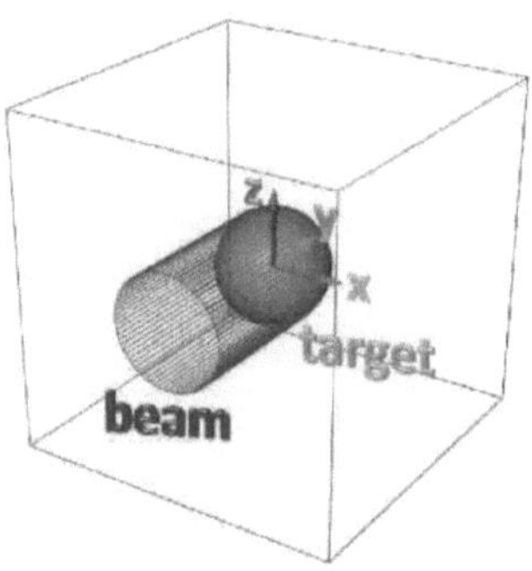

Fig 3 Produção secundária de fotoelectrões em fuga (vista num plano bidimensional) após a incidência de um feixe de fotões de 0,1MeV em nanopartículas de 10nm de diâmetro de água (Z=7,5 (a)), ouro (Z=79, (b)) e urânio (Z=92 (c)). Também se mostra (em baixo) (d) a (f) a correspondente deposição de energia. Cálculo de Monte Carlo com 1000 fotões incidentes para o ouro e o urânio e 100.000 para a água. Assim, os números das trajectórias da água têm de ser divididos por 100 para comparar com os materiais de Z elevado. Meio envolvente: vácuo [98,102].

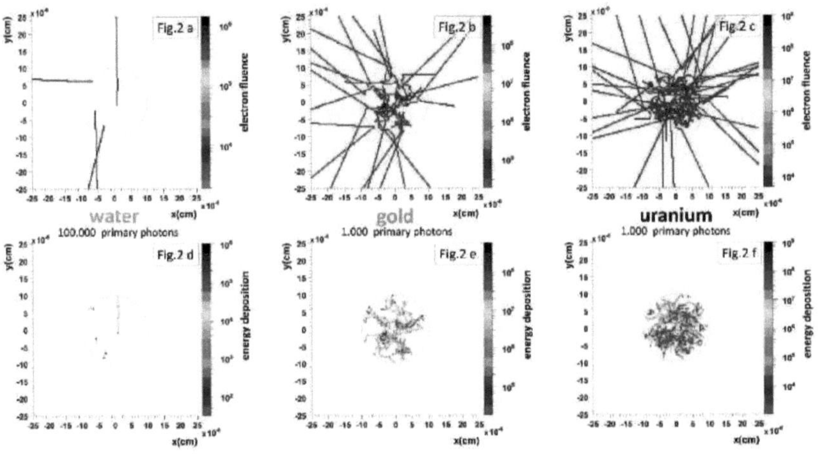

Fig. 4. Em cima: Electrões secundários/fótons primários em partículas de ouro de diferentes diâmetros e três energias de fotões 2keV, 10keV e 100keV. Em baixo: electrões por volume de alvo/fótons por projeção de feixe para partículas de ouro de diferentes diâmetros e energias de fotões de 2keV, 10keV e 100keV. [98, 102]

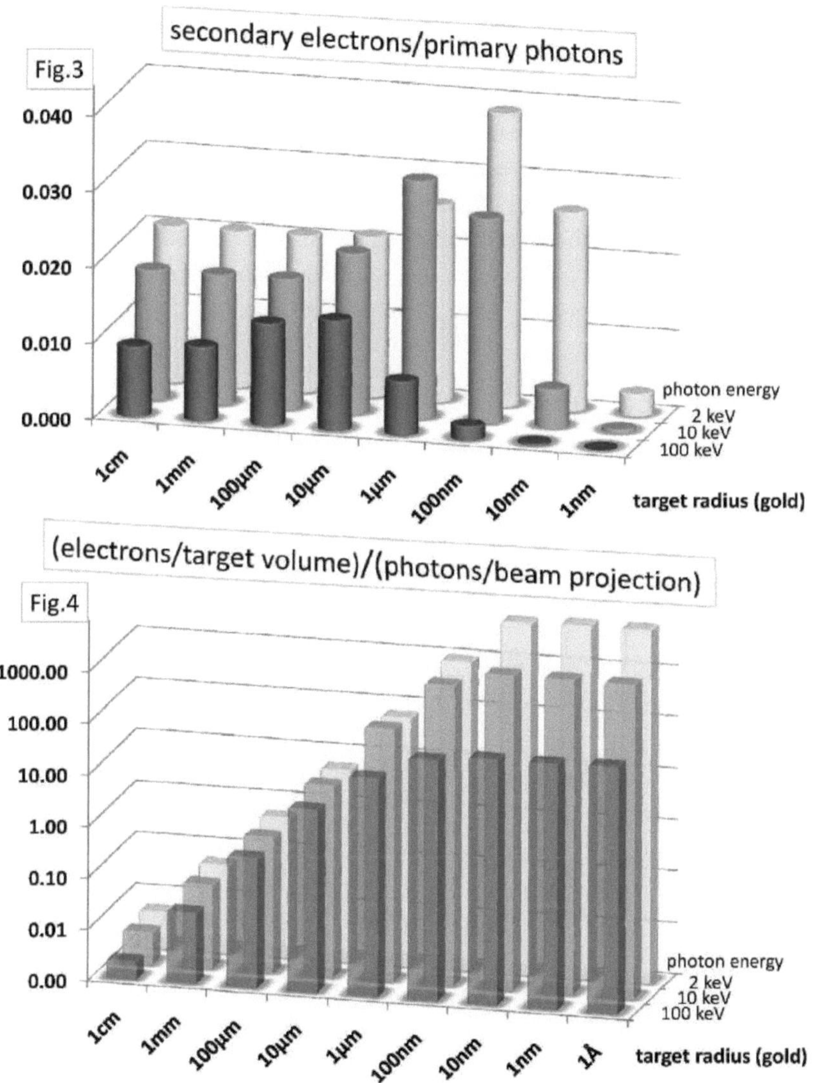

Os resultados mostram que a conversão é mais eficiente quanto mais pequena for a partícula e quanto mais baixa for a energia do fotão. À medida que as partículas se tornam maiores, a emissão é limitada a um anel na superfície e a emissão de electrões por fotão introduzido diminui para partículas com diâmetros superiores a 10 nm. As maiores eficiências nas principais energias de fotões fornecidas pela radiação natural de fundo são para partículas de 0-100 nm. Um outro cálculo de Monte Carlo examinou a deposição da energia dos electrões nas camadas de água que rodeiam as partículas. A interação de diferentes energias de fotões com um alvo de ouro ilustra a penetração e geração de fotoelectrões e a sua absorção pela água que envolve o alvo de ouro. É evidente que a eficiência da emissão de fotoelectrões é tanto maior quanto mais pequena for a partícula. Estes resultados são apresentados na figura 5. Na Fig. 6 são apresentados os resultados para um alvo de partículas de 1 mm e 1 nm, mostrando a energia e o fluxo de fotoelectrões; estes também mostram como funciona o efeito fotoelétrico secundário. Note-se que estes resultados são para o ouro (Au; $Z = 79$). O efeito com Urânio será 4 vezes maior, com base no efeito Z^5

Fig 5 Efeito da energia do fotão primário (1MeV, 500keV, 250keV e 100keV) na produção de fotoelectrões secundários num alvo de ouro de 1cm. A profundidade de penetração dos fotões diminui à medida que a energia diminui, mas o número de electrões capazes de escapar do alvo aumenta. [102].

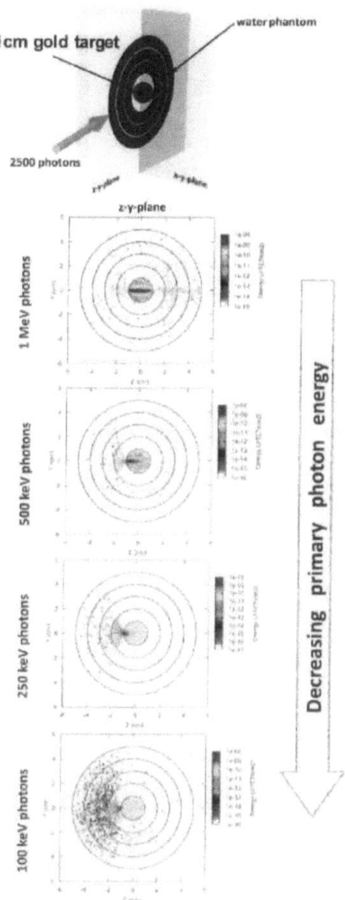

Fig 6 Fluxo de fotoelectrões em partículas rodeadas de água. Efeito do tamanho na produção de fotoelectrões e número de electrões atenuados num fantoma de água, bem como fluxo de passagem de fronteiras para electrões do alvo de ouro (vermelho) a 1 (verde), 2 (azul) e 3 (púrpura) mm de distância do alvo primário de ouro. 10^7 fotões primários; 10keV [102]

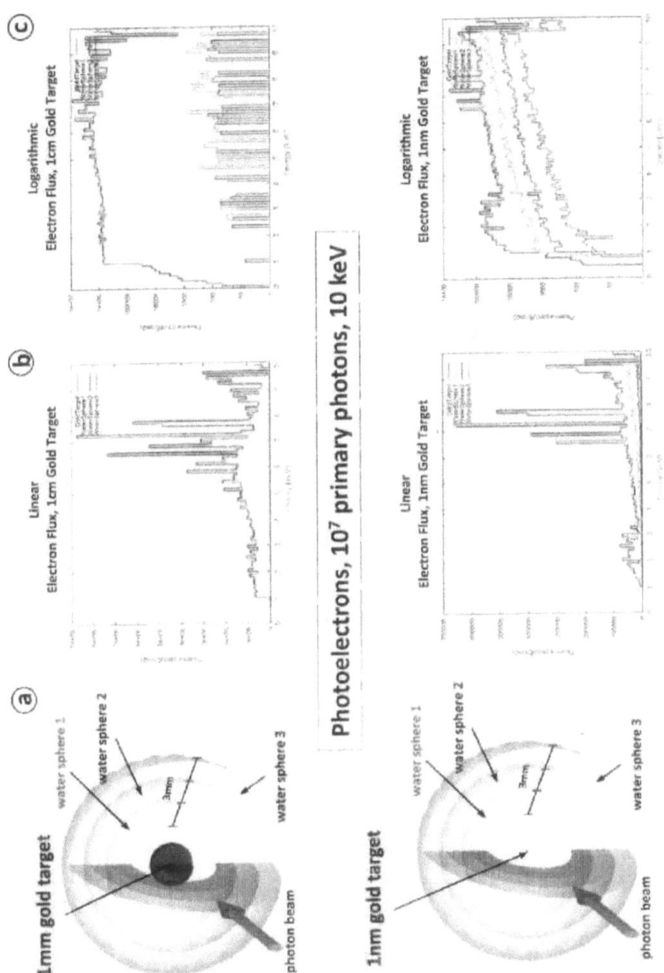

5.4 Dispersão da radiação natural de fundo

Se as partículas de urânio forem demasiado pequenas para se auto-absorverem, a magnitude do aumento dos fotoelectrões SET é simplesmente uma função do número de fotoelectrões gerados e do seu alcance, ou seja, do volume em que a sua energia é dissipada. O número de fotoelectrões gerados a qualquer energia E é puramente uma função linear do número de fotões de energia E absorvidos pelo urânio (menos as energias de ligação e assumindo uma auto-absorção mínima). O número de fotoelectrões (e, portanto, a dose absorvida) em qualquer elemento de volume à distância D da partícula é uma função da energia do fotoeletrão (lei do inverso do quadrado do alcance do eletrão), ou seja, os electrões mais energéticos têm grandes alcances mas são relativamente poucos. Os fotoelectrões de baixa energia, mais frequentes, têm um alcance mais curto e são absorvidos em menos volume, dando origem a uma dose mais elevada. É evidente que o aumento aumentará rapidamente perto da partícula metálica e diminuirá rapidamente com a distância. Isto deve-se (a) ao facto de existirem mais fotões de baixa energia na radiação natural de fundo e (b) ao facto de quanto mais longe da partícula metálica, maior é o volume no qual os electrões depositam a sua energia. Além disso, para partículas com mais de 500 nm de diâmetro, os fotões de energia mais elevada que penetram na partícula produzem fotoelectrões que perdem energia na sua trajetória de emissão através do urânio altamente absorvente, tal como referido em Busby 2005.

Assim, é fundamental para uma análise da amplificação de fotoelectrões começar qualquer cálculo com o número correto de fotões de diferentes energias contidos no NBR. A dispersão de energia da fluência de fotões do fundo natural é mostrada na Fig. 7. O corpo humano atenua os fotões de energia inferior, pelo que a fluência em qualquer ponto do corpo dará uma dispersão diferente na região de baixa energia, se apenas forem considerados os fotões incidentes. Esta dispersão foi obtida através da blindagem de uma sonda com água: os resultados são apresentados na Fig. 6. No entanto, a blindagem da sonda também reduz os fotões de baixa energia, pelo que a precisão da região de baixa energia é incerta. Além disso, existem muitos processos de dispersão secundários nos quais são gerados fotões de baixa energia no corpo. No entanto, o aumento dos fotões de baixa energia após a passagem da radiação de fundo externa pode ser obtido experimentalmente, o que foi feito. Os resultados são apresentados na figura 7. Os resultados podem ser utilizados para aproximar o efeito de reforço de fotoelectrões secundários (SPE).

Fig. 7. Espectro de raios gama obtido na praia de Burnham on Sea, Reino Unido, utilizando um detetor Scionix de NaI (Tl) de 2 polegadas. Note-se o rollover a cerca de 50keV devido à blindagem do cristal da sonda e que metade dos fotões são de energia inferior a 300keV [90,91].

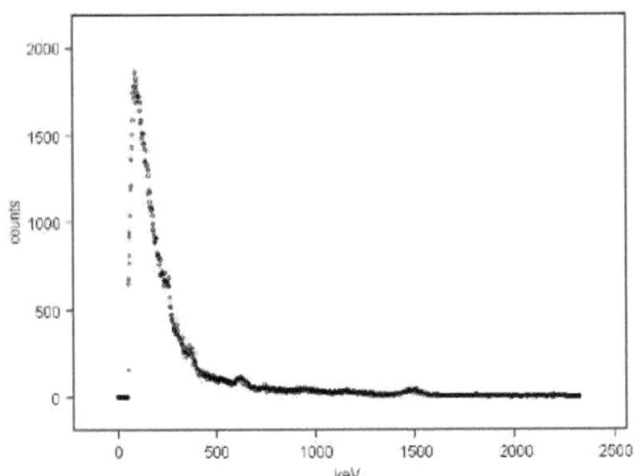

5.5 Distribuição de doses perto de partículas de Z elevado

É possível utilizar os resultados da modelização FLUKA Monte Carlo para fazer uma estimativa independente das doses nos tecidos dos fotoelectrões induzidos pelo NBR a distâncias variáveis das partículas de urânio e ouro, uma vez que Elsaesser modelizou uma partícula de água com as mesmas dimensões. Para partículas mais pequenas do que a gama média de electrões do urânio, basta comparar o número de fotoelectrões de diferentes gamas que emergem no tecido e comparar as doses absorvidas nos casos de presença e ausência da partícula de urânio. As gamas de electrões da CSDA no tecido e no urânio podem ser obtidas para diferentes energias a partir de tabelas publicadas pelo ICRU (1984) [104]. O número de fotoelectrões emitidos na sequência da interação com fotões de 100keV e partículas de 10nm de água, ouro e urânio é apresentado no Quadro 10, onde se compara bem com a previsão da lei Z de quarta potência, embora seja maior do que seria de esperar por comparação com os coeficientes de absorção linear de energia dos fotões do NIST.

A partícula aqui utilizada tem um diâmetro de 400 nm. Este é aproximadamente o diâmetro das partículas encontradas por Ballardie et al em 2008 no rim de um veterano dos Balcãs [25] e é caraterístico das nanopartículas de urânio provenientes da utilização de armas de urânio e de ensaios nucleares atmosféricos.

Em seguida, foram efectuados os seguintes passos.

1. Assume-se que a absorção da partícula de urânio de 400 nm resulta de um fluxo de fotões que produziria uma dose de 1 mGy na partícula equivalente de água. Assim, a absorção é reforçada por um fator que varia com a energia do fotão, mas que é obtido a partir de uma comparação dos coeficientes de absorção a diferentes energias do urânio e do tecido muscular publicada pelo NIST. O espetro das energias dos fotões é o indicado na figura 5 e (ignorando as energias de absorção e de ligação dos electrões) no quadro 11. O espetro é normalizado para uma dose total de 1mGy e a absorção reforçada pela partícula é normalizada para um fator de reforço de 25000 a 100keV obtido por Elsaesser at al e de acordo com a relação de potência Z^4. O resultado desta etapa é o cálculo de uma absorção total de energia em Joules por partícula de urânio **E**.
2. Esta energia é então convertida em fotoelectrões de diferentes energias e gamas dadas por uma tabela 11 modificada por efeitos de absorção interna que deslocam ligeiramente o espetro para o extremo de baixa energia. Este desvio é calculado estabelecendo a absorção de electrões na massa do urânio e a consequente diminuição da energia dos fotoelectrões de baixa energia.
3. A energia destes fotoelectrões é então diluída em conchas esféricas sequenciais no exterior da partícula, de acordo com a proporção do seu intervalo CSDA que atravessa a concha. A dose dos fotoelectrões é calculada em Joules por kg. As camadas têm uma profundidade de 100 nm. Assume-se que cada invólucro é feito de tecido muscular ICRU e que tem uma dose de fundo de 1mGy

Considere a energia depositada em n cascas esféricas de profundidade **x** distância **d** da superfície da partícula de urânio de raio **r**.

Utilizando a aproximação CSDA (desaceleração contínua), a dose em cada camada de volume **Vn** é constituída pelos fotoelectrões que têm **uma** fração **1/n** da energia dos fotoelectrões com alcance **d**. Assim, os fotoelectrões que só têm energia para atingir a camada **n=1** depositarão toda a sua energia nessa camada. Presume-se que os fotoelectrões que têm energia suficiente para atingir a camada **n=2** depositam metade (1/n) da sua energia na camada 1 e assim por diante.

$$\text{Then } \mathbf{V_n = 4/3.\ \pi.\ (r + nx)^3 - V_{n-1}}$$

E a dose de fotoelectrões na camada **n**, distância **d** = **nx** é simplesmente:

$$\mathbf{D_d = (1/n\ .\ \Sigma\ E_{nx})/V_n}$$

Fig 8 Dispersão de energia na região de baixa energia 0-500keV dos fotões gama de fundo natural a 15 cm de profundidade no interior de um corpo humano. Com base na Fig. 3 de Pattison et al. 2009 e num trabalho não publicado [105] que utiliza uma sonda gama embalada com sacos de água. Os efeitos da blindagem na dispersão primária no ar abaixo de 100keV são incertos e a dispersão de energia dos fotões no interior do corpo é muito incerta.

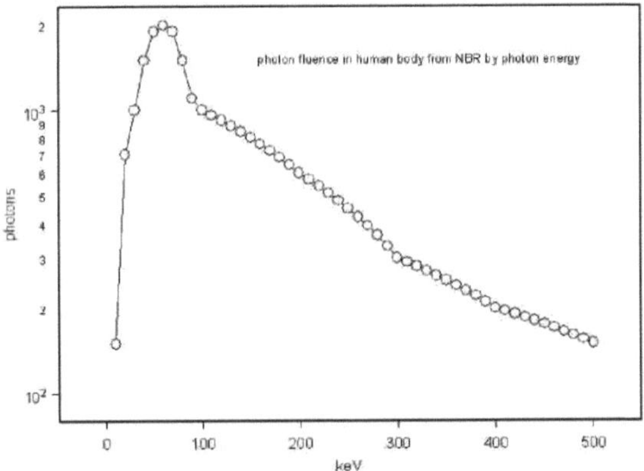

Fig 9 Aumento da energia dos fotões a diferentes energias na passagem através de 15 cm de água. Fluência interna dos fotões dividida pela fluência externa dos fotões. Medições do autor [105].

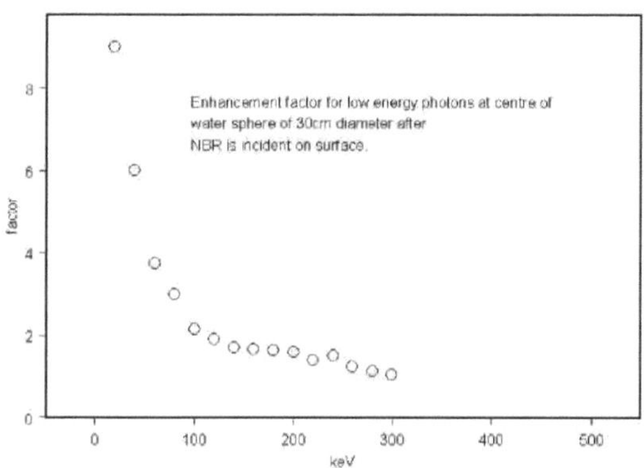

Tabela 10 Número de fotoelectrões emitidos após a exposição de uma partícula de 10 nm de água, ouro e urânio a fotões de 100keV (normalizados para a água). Comparação dos resultados FLUKA de Elsaesser et al [98, 102] com as previsões Z^4. Ver Fig. 1.

	Water (Z=7.5)	**Gold (Z=79)**	**Uranium (Z=92)**
Elsaesser et al	1	12,900	29,200
Z^4	1	12,300	22,600

A distribuição da energia dos fotoelectrões por intervalos de 10keV no espetro de fundo natural é apresentada na Fig. 10, onde também são tabeladas as gamas CSDA destes fotoelectrões (de ICRU 35, 1984 [98]). Também é dada a fração de toda a energia no NBR associada aos PEs da gama de energia relevante. É de salientar que o fluxo de fotões de baixa energia do NBR e o efeito secundário no interior do tecido são incertos.

Fig. 10. Percentagem de todos os fotoelectrões com energias equivalentes às dos fotões da radiação natural de fundo (losangos azuis) e a sua amplitude no tecido em microns (triângulos vermelhos) (não publicado e do ICRU 35 1984 [98]). 30% de todos os fotões incidentes à superfície têm energia inferior a 60keV.

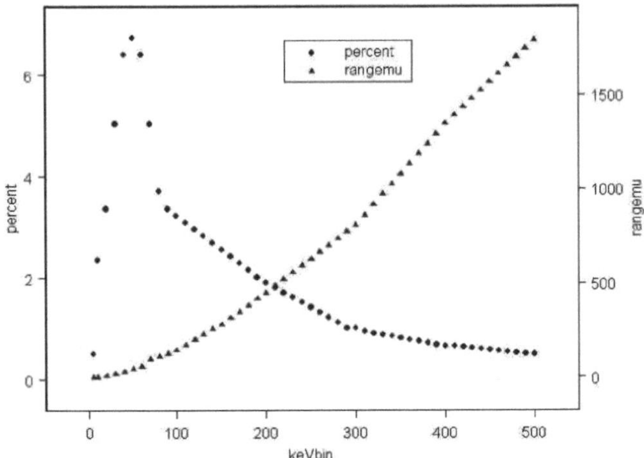

Os resultados do cálculo para uma partícula de urânio de 400 nm de diâmetro mostram aumentos de dose que diminuem rapidamente com a distância em conchas de tecido de 100 nm. Estes resultados são apresentados na Tabela 11 e na Fig. 11.

Quadro 11 Aumentos de dose (multiplicador) para fotoelectrões induzidos pela radiação de fundo natural no interior de conchas esféricas sequenciais de 100 nm de profundidade de uma partícula de urânio de 400 nm de diâmetro embebida num tecido (músculo ICRU [104]).

Shell (μ)	**Dose enhancement (-fold)**
Particle surface-0.1	41
0.1-0.2	21
0.2-0.3	12.8
0.3-0.4	8.5
0.4-0.5	6.2
0.5-0.6	4.9
0.6-0.7	3.6
0.7-0.8	2.9
0.8-0.9	2.4
0.9-1.0	2
Particle surface – 1.0	**4.6**

Fig 11 Aumento da dose em conchas de tecido sequenciais por distância em microns de uma partícula de urânio de 400 nm de diâmetro exposta à Radiação Natural de Fundo [105].

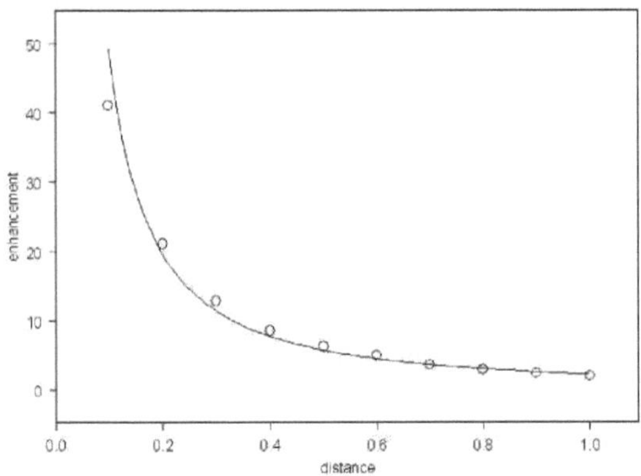

O que emerge do cálculo é a dependência extrema do resultado da distribuição de fotões de baixa energia no interior do corpo na posição da partícula. Note-se que a dose diminui com a distância, como esperado, e se uma região de pontuação de dose de 5μ tivesse sido escolhida no presente cálculo, é improvável que o fator de aumento tivesse sido significativo. Este cálculo mostrou que os aumentos encontrados dependiam criticamente do fluxo de fotões na região entre 0 e 100keV. Uma vez que esta região não é realmente acessível a partir dos espectros gama da radiação natural de fundo, é necessário fazer todo o tipo de suposições sobre a sua verdadeira natureza no interior do corpo humano, onde ocorrem todos os tipos de processos fotónicos secundários. Parece duvidoso que os programas de Monte Carlo possam prever com precisão os fluxos de fotões de baixa energia; é de notar que as medições de Regulla et al [106], que incorporaram um detetor fino na experiência, junto de uma folha de ouro irradiada, mostraram aumentos significativos da densidade de ionização, muito mais do que os aqui encontrados.

Sugere-se que a única forma exacta de determinar os aumentos devidos à indução de fotoelectrões em partículas de Z elevado é através de experiências que envolvam essas partículas e em que a energia seja medida de alguma forma direta, fisicamente com dosímetros incorporados de algum tipo ou biologicamente, e não através de modelos matemáticos que parecem depender da introdução de parâmetros que não são diretamente acessíveis e que podem, portanto, ser incorrectos.

5.6 Dose ou densidade de trajectos?

Há questões importantes sobre a mobilidade da partícula de urânio, a dispersão múltipla. Parece que os modelos matemáticos computacionais não são capazes de lidar com a complexidade das interações em meios biológicos à escala nanométrica.

Nos cálculos efectuados na Secção 5, o que se calcula é a dose absorvida, energia por unidade de massa, em conchas esféricas (vácuo) próximas da partícula de urânio. No entanto, a dose em si não é necessariamente o parâmetro mais importante. À medida que a energia dos fotoelectrões diminui, o número de pistas por unidade de dose aumenta proporcionalmente: há mais fotoelectrões. Isto significa que, para o ADN ou a cromatina que intercepta ou é interceptada por uma partícula deste tipo, a densidade de traços é muito grande, o que permite que o alvo receba mais do que um golpe num espaço de tempo mais curto. Isto resulta num regime cinético de segunda ordem, em que é muito mais provável que ocorram dois ou mais impactos no espaço ou no tempo do que no caso dos fotoelectrões de maior alcance induzidos por fotões de energia mais elevada. Assim, é mais provável que ocorram processos de segundo evento e processos de dose ao quadrado (ver CERRIE 2004b [107]). Deve também ter-se em conta que estas partículas são móveis e movem-se no tempo, pelo que a probabilidade de interceção com um cromossoma ou com ADN é muito maior do que se poderia pensar com base em simples argumentos de volume de distância.

Por último, os processos de decaimento radioativo e de dispersão de fotoelectrões produzem igualmente fotões secundários; o decaimento do U-238 produz um fotão de 48keV; existem processos de fluorescência atómica, emissões de electrões Auger, emissões de fotões gama aquando do decaimento das filhas beta (Th234, Pa234m); os processos atómicos e moleculares nos complexos meios atómicos que constituem os tecidos vivos resultam numa dispersão inelástica múltipla complexa de fotões que irão interagir com as partículas de urânio. Além disso, estas partículas dissolvem-se lentamente, resultando em concentrações elevadas de iões uranilo na célula, que se ligam ao ADN. As próprias partículas são susceptíveis de constituir poderosos focos de quimisorção para o ADN; outra razão pela qual apresentarão um perigo que não é considerado por simples cálculos físicos baseados no vácuo ou na interface com a água.

5.7 Outras abordagens

Na sequência da tentativa de influenciar a Royal Society e o National Radiological Protection Board do Reino Unido para que abordassem a questão da SPE, surgiram, após algum tempo, dois documentos que tentaram abordar a questão matematicamente através da modelização. Ambos apresentavam os mesmos defeitos e não têm qualquer valor para efeitos de avaliação do risco de elementos de Z elevado presentes sob a forma de partículas. Nenhum deles abordou o efeito tal como existiria em espécies moleculares ou atómicas ou em nanopartículas. Estes contributos serão brevemente abordados em .

Pattison et al 2009 [100]

Pattison et al 2009 [100] efectuaram uma modelação de Monte Carlo utilizando um código informático diferente, EGSnrc. Modelaram dois tamanhos de partículas cilíndricas (1) 2μ de diâmetro e 2μ de comprimento e (2) dois tipos de partículas cilíndricas ocas de 10μ de diâmetro e comprimento. Modelaram uma energia de fotões de entrada de 200keV. Concluíram que o aumento da dose era significativo e da ordem de 1 a 10 vezes. Mas uma chave para rejeitar a sua abordagem foi o seu resultado, que mostrou que o aumento da dose era maior nas partículas maiores. Este é o resultado oposto ao obtido em Ulster, onde o aumento foi maior para as partículas mais pequenas (ver acima). O método empregue foi tendencioso e enganador. O que os autores tinham feito era fixar o elemento de volume no qual os fotoelectrões eram emitidos e a dose de fotões na ausência de partículas era absorvida. Isto significava que o seu resultado era (a) independente da carga total em massa da partícula e (b) que a energia dos fotoelectrões era diluída num volume maior no caso da partícula mais pequena que ocupava menos espaço. É claro que, se estamos a perguntar sobre os perigos das partículas de urânio, temos de comparar uma massa específica de urânio internalizada como um grande número de partículas mais pequenas ou um número menor de partículas maiores. Pattison et al não fizeram isso: colocaram uma partícula grande ou uma pequena no mesmo volume fixo e calcularam a dose como J/kg, um método fatalmente falho. O rácio de volume de um cilindro de 2μ vs. um cilindro de 10μ é de 125. Assim, podemos ter uma exposição a 125 dos cilindros individuais mais pequenos para a mesma dose que um dos maiores. Se Pattison et al obtiveram mesmo um aumento de 2 no seu cálculo, isso daria um aumento em termos de exposição de 250 vezes. Isto ou é estupidez ou desonestidade. Uma segunda crítica prende-se com a modelação de cilindros em vez de esferas. A emissão de fotoelectrões a partir de cilindros será menor do que a partir de esferas, devido ao maior comprimento do caminho axial para fontes localizadas centralmente e, portanto, a uma maior auto-absorção. A terceira crítica é a escolha de 200keV para as entradas de fotões. Os seus próprios dados mostraram claramente que eram os fotões e os fotoelectrões de baixa energia que contribuíam para o aumento principal: no entanto, os autores optaram por modelar o efeito utilizando uma entrada de fotões de alta energia que, como deviam saber, mostraria o aumento mínimo. A gama de fotoelectrões de fotões de 200keV será de cerca de 200 diâmetros de célula e, portanto, a proporção desta energia depositada no volume local será pequena. Este estudo parece ter sido uma tentativa de eliminar o efeito utilizando parâmetros selecionados para esse projeto. É interessante o facto de o artigo ter sido publicado na mesma revista, Royal Society Interface, que rejeitou o artigo original contra as recomendações dos revisores.

Eakins et al 2010 [101]

Eakins et al, do Conselho Nacional de Proteção Radiológica do Reino Unido, fizeram uma tentativa diferente de efetuar este cálculo (Eakins et al, 2010). Estes autores utilizaram o programa informático MCNP5 para modelar um arranjo constituído por esferas concêntricas com a partícula no centro e conchas de tecido à volta da partícula. Trata-se de um método mais sofisticado do que o método FLUKA inicial de Ulster ou o método de Pattison et al, uma vez que permite o poder de paragem do tecido circundante. De facto, Elsaessar desenvolveu a mesma técnica, cujos resultados são apresentados na Fig. 6 acima. A abordagem de Eakins dirigia a radiação de fotões com um espetro de radiação de fundo natural radialmente para a partícula no centro das esferas concêntricas de tecido, e este também era um modelo mais sofisticado.

Eakins et al também fixam (de forma não científica e questionável) o volume no qual os fotoelectrões são absorvidos. No entanto, modelam uma gama de partículas que inclui as partículas sub-micrónicas e nanométricas do urânio empobrecido das armas. Os resultados mostram gamas de aumento de 3 vezes a 100 nm a 20 vezes a 2,5 μ. Tal como a abordagem de Pattison et al., esta é também uma análise absurda. Claramente, com um volume fixo para a absorção, mas um volume crescente para a emissão à medida que as partículas aumentam de tamanho, não só existe um anel de superfície maior para o efeito fotoelétrico, como também existe um volume restante menor para o cálculo da dose Energia/Massa. Em última análise, quando o raio da partícula e o raio do volume fixo são iguais, o aumento torna-se infinito.

CAPÍTULO 6

6. Provas empíricas; experiências propostas

6.1 Regulla et al (1998) [106]

Em vez da modelação por computador, parece que as medições experimentais podem ser úteis para quantificar o efeito. Em geral, parece que a análise de modelação de Monte Carlo produz resultados que são diferentes das medições empíricas. Regulla et al 1998 efectuaram uma determinação experimental muito simples mas sofisticada dos verdadeiros aumentos na vizinhança de uma fina folha de ouro exposta a várias energias de fotões de raios X. Os resultados são apresentados no Quadro 12. Os resultados são apresentados no Quadro 12. Estes resultados deram aumentos muito diferentes e muito maiores do que as previsões da modelização. A partir do estudo de Regulla et al [106] e com base na relação Z^4, deveríamos esperar aumentos de cerca de 200 vezes para o urânio na energia de pico de 50KeV. Regulla et al estavam a olhar para uma profundidade de 100µ. Mas para fotões de 60keV, 90% dos fotoelectrões emitidos tinham gamas inferiores a 10µ e, assim, os aumentos para a região de 10µ fora da folha de ouro teriam sido tão elevados como 500 vezes, 1000 vezes para o urânio e aumentando à medida que a energia do fotão diminuía, como previsto.

Tabela 12. Aumento de fotoelectrões da dose num material equivalente a 100µ de tecido que toca uma folha de ouro de 150µ irradiada com fotões de diferentes energias (Regulla et al 1998) [106]. Também é apresentado o aumento aproximado da CSDA em 10µ de tecido a partir de ouro e urânio

Mean energy keV	CSDA range in tissue (ICRU35) µ	Enhancement of dose in 100µ	Enhancement of dose in 10µ Gold (Uranium[a])
33	18	98	544 (980)
48	44	114	260 (470)
65	60	62	103 (185)
85	99	73	74 (133)
100	145	55	55 (99)

[a] *Calculado como o rácio Z^4 Au e U.*

As provas empíricas do aumento da dose perto de elementos com Z elevado são discutidas em Busby e Schnug 2008 [21]. Outras provas empíricas do aumento da dose perto de partículas de Z elevado são fornecidas por Hainfeld et al. [103] As nanopartículas de ouro foram patenteadas pelo grupo de Hainfeld como materiais de aumento da radioterapia do cancro. A patente inclui o urânio como agente de reforço.

6.2 Experiências propostas

A modelização por computador não consegue lidar com o urânio molecular como ião uranilo UO_3^{--} que se liga ao ADN. São necessárias experiências simples para examinar o efeito de fotoeletrão secundário para o urânio. Basta montar um sistema em que se proceda a uma irradiação gama ou de raios X num modelo (cultura celular, animal, vegetal) em que se variem os níveis de urânio. É surpreendente que, tendo em conta que a ideia foi apresentada em 2005-2008, nenhum laboratório tenha publicado os resultados de uma tal experiência. Uma tentativa de efetuar um estudo deste tipo na Universidade de Ulster foi recusada, com o argumento de que *o urânio é perigoso*.

CAPÍTULO 7

7. Estimativa do excesso de risco relativo

Em primeiro lugar, se o urânio está a causar os seus efeitos genotóxicos através da SPE, então é a massa de urânio que é o fator-chave na sua radiotoxicidade. Os estudos epidemiológicos de Guseva Canu et al sobre os trabalhadores franceses do urânio permitem uma abordagem semi-quantitativa para examinar o risco radiológico de cancros hematopoiéticos. As doses cumulativas de urânio podem ser avaliadas com base na matriz de exposição profissional dos autores [58-60]. Utilizando este método, verificou-se uma diferença de aproximadamente 1000 vezes entre as previsões do modelo ICRP para as doses e os resultados do excesso de risco de linfoma e leucemia. Outras provas de danos citadas na Parte 1 deste capítulo exigiriam um erro deste tipo na atual avaliação do risco do urânio, especialmente quando inalado sob a forma de partículas. O Comité Europeu dos Riscos das Radiações (ECRR) atribuiu provisoriamente um fator de ponderação de 1000 às exposições internas inaladas a partículas de urânio. O Quadro 13 enumera as margens de erro no atual risco baseado na dose absorvida do CIPR, necessárias para ter em conta os resultados epidemiológicos.

Quadro 13 Factores de erro no modelo ICRP necessários para ter em conta os resultados epidemiológicos em doses baixas.

Studies	Doses ICRP	Finding	Error factor ICRP
Iraq veterans US forces	<<1mSv	Congenital malformation offspring	>1000 (ICRP doubling dose is 1000mSv)
Iraq populations; Fallujah, Basrah	<10mSv	Congenital malformation offspring	>100
Iraq populations Fallujah, Basrah	<10mSv	cancer	>100 (ERR = 1 at 1000mSv)
Atmospheric nuclear test veterans, New Zealand	<1mSv	Chromosome aberrations, cancer	>1000 Note 97% of dose is from U-234 in enriched uranium which is an undocumented fallout hazard.
Atmospheric nuclear test veterans, UK	<1mSv but 95% U-234 as radiation	Congenital malformations offspring	>1000 Note 97% of dose is from U-234 in enriched uranium which is an

			undocumented fallout hazard.
Uranium workers UK	<20mSv cumulative	Chromosome aberrations, cancer, stillbirths	>50
Uranium workers France	<10mSv estimated	Leukemia, Lymphoma	>1000
Groundwater studies	<1mSv	cancer	>10,000

CAPÍTULO 8

8. Reunir tudo

Estudos epidemiológicos, animais e laboratoriais consideráveis e persuasivos apoiam a convicção de que a exposição ao urânio, especialmente por inalação de partículas, resulta em efeitos genotóxicos desproporcionados em relação às previsões do atual modelo de risco. Há dois mecanismos sugeridos para este facto. São eles:

- Elevada dose alfa no ADN em consequência da afinidade química
- Amplificação de fotoelectrões secundários da radiação de fotões de fundo natural através de um processo de absorção e reemissão de elevado número atómico.

Apesar da evidência esmagadora de que o modelo de risco de radiação atualmente utilizado pelos governos está maciçamente errado para exposições internas, e em nenhum outro lugar mais do que na avaliação dos efeitos do urânio, nada é feito. Quando a pressão obriga a uma reavaliação, o projeto CURE [1], o grupo de cientistas Melodi Do-Re-Me, que modestamente se descreve como "a Rede Europeia de Excelência", não faz qualquer tentativa de levar a cabo a investigação necessária ou de tomar conhecimento dos dados. As tentativas do autor para chamar a atenção para a física e para as suas previsões de efeitos secundários de amplificação de fotoelectrões foram primeiro bloqueadas pelas revistas da Royal Society a que foram submetidas e, mesmo quando três árbitros acabaram por recomendar a publicação no Journal of the Royal Society Interface, o editor ignorou-os e rejeitou o artigo. A ideia acabou por ser avançada numa ata de uma conferência, após o que a mesma revista que rejeitou o artigo que descrevia a ideia publicou um artigo a atacá-la. As tentativas de resposta na mesma revista foram recusadas. A agência de risco do Reino Unido, NRPB, publicou uma resposta que era ridiculamente errónea. O Depleted Uranium Oversight Board, do qual o autor era membro, argumentou em 2004 que, mesmo que o urânio se ligasse ao ADN, não havia provas de que isso ocorresse in vitro. Mas nenhuma tentativa foi feita pelo CURE para investigar a ligação in vitro. Isto é relativamente simples através da utilização de microscopia eletrónica e de medições da densidade de absorção. Este autor sugeriu, na reunião inaugural do Melodi em Paris, em 2010, que tais medições eram muito importantes. No entanto, o projeto CURE não fez nada. Muito recentemente, foi demonstrado que o urânio se liga ao ADN das bactérias. Este facto foi avançado como um possível método de remediação; não foi feita qualquer menção às implicações em termos de genotoxicidade [112].

Com base nas provas de genotoxicidade anómala para as nanopartículas à base de urânio, é difícil não chegar à conclusão de que a origem da leucemia infantil está nos danos genéticos ou genómicos resultantes da inalação destas partículas nas várias áreas onde se registam os grupos de leucemia infantil. Vemos um excesso de leucemia infantil em Fallujah, no Iraque, onde as exposições à radiação são apenas ao urânio. O mesmo se passa com o grupo de leucemia infantil em Aldermaston, registado na década de 1990 [113]. Depois, há o relatório de Jakeman para o inquérito Black sobre o grupo de leucemia infantil de Seascale, perto de Sellafield, sobre as libertações de óxido de urânio em falta em Windscale [114]. Toda a questão do que se pode designar por genotoxicidade radioquímica do urânio foi discutida recentemente [115]. A ligação com as partículas pode mesmo ser incorporada na explicação dos grupos de leucemia infantil perto de linhas eléctricas de alta tensão, uma vez que o excesso de risco está associado à precipitação atmosférica dos ensaios [116].

Esta área da exposição à radioatividade interna e da saúde é um exemplo clássico daquilo a que Kuhn se refere como uma mudança de paradigma. Mas de todas as mudanças de paradigma que Kuhn discute no seu trabalho seminal [10], esta questão tem a importância mais crítica para a saúde humana e para os sistemas biológicos do que qualquer outra na história da ciência. Mas, ao mesmo tempo, tem também o mais forte sistema de poder político, militar e económico a apoiar o que Kuhn designou por "Ciência Normal". E isto está claramente a distorcer a direção e o controlo da investigação científica através de decisões de financiamento e da censura de árbitros, bem como a capacidade democrática de introduzir mudanças no sentido de uma avaliação exacta dos riscos com base nos dados emergentes.

É urgentemente necessário investigar estes efeitos, no mínimo, através (1) da determinação da ligação e da biocinética do urânio solúvel ingerido e inalado ao ADN e (2) da realização de experiências combinadas de exposição a fotões e de exposição ao urânio em modelos animais e sistemas de cultura de células, utilizando indicadores de danos genéticos e genómicos como pontos finais. O que é necessário é uma versão adequada e menos questionável do projeto CURE.

Referências

1. DoReMi. CURE: Concerted Uranium Research Report D5-17. Relatório sobre um projeto de investigação integrado (biologia-dosimetria-epidemiologia) sobre a exposição profissional ao urânio. 2nd março de 2015 disponível em: http://www.doremi-noe.net/pdf/doremi TRA/D5 17 Report Uranium exposure.pdf

2. ICRP, Comissão Internacional de Proteção Radiológica. The 2007 Recommendations of the International Commission on Radiological Protection (Recomendações de 2007 da Comissão Internacional de Proteção Radiológica). ICRP-Publication 103, Ann ICRP 37. Oxford: Pergamon; 2007, n.ºs 2-4.

3. Morgan Karl Z e Peterson KM: The Angry Genie. One man's walk through the nuclear age. Norman: University of Oklahoma Press. 1999 p103-122.

4. ECRR: Urânio e Saúde. The Health Effects of Exposure to Uranium and Uranium Weapons Fallout [Efeitos na saúde da exposição ao urânio e à precipitação radioactiva das armas de urânio]. Editado por Busby C. Documentos do ECRR 2010 n.º 2. Bruxelas: Comité Europeu dos Riscos de Radiação, 2010

5. Busby Christopher: Aspects of DNA Damage from Internal Radionuclides, New Research Diretions in DNA Repair, Prof. Clark Chen (Ed.) ISBN: 978-953-51-1114-6, InTech Open 2013 DOI: 10.5772/53942, 2013.

6. Takada J, Hoshi M, Sawada S e Sakanone M: Isótopos de urânio na chuva negra de Hiroshima. J. Radiat. Res. 1983, 24: 229-236

7. Schmitz-Feuerhake, Busby C, Pflugbeil P: Genetic Radiation Risks-A Neglected Topic in the Low Dose Debate. Env. Health Toxicol. 2016 Jan 20. doi: 10.5620/eht.e2016001.

8. Harre R. The Philosophies of Science. Oxford: University Press; 1985

9. Mill JS. A system of Logic. London: Longmans Green; 1879

10. Kuhn TS. The Structure of Scientific Revolutions. Chicago: University Press; 1962

11. Busby Christopher (2017) Child health and ionizing radiation: Ciência, política e direito europeu. Dimensões Pediátricas. 2(3) 1-4 doi:10.15761/PD.10001

12. Busby Christopher (2015) Editorial: Uranium Epidemiology. Revista Jacobs de Epidemiologia e Medicina Preventiva 1(2)- 009

13. Luning KG, Froelen H, Nelson A e Roennbaeck C: Genetic Effects of Strontium-90 injected into male mice. Nature 1963; 197: 304-5

14. Stokke T, Oftedal P, Pappas. Effects of small doses of Strontium-90 on the rat bone marrow. Ata Radiologica. 1968; 7: 321-329

15. De Bellefeuille Paul. Genetic hazards of radiation to man Part I. Ata Radiologica. 1961; 56: 65-80.

16. Sawada S. Cover up of the effects of internal exposure by residual radiation from the atomic bombing of Hiroshima and Nagasaki. Med Confl Surviv. 2007 Jan-Mar;23(1):58-74.

17. Meyer R: Projeto de Reconstrução de Doses da Equipa ORAU do NIOSH. Documento de base técnica para a fábrica de Rock Flats. Occupational Internal Dose. Documento ORAUT-TKBS-001-5. 2004 Disponível em: *www.cdc.gov/niosh/ocas/pdfs/arch/rocky5.pdf*

18. Royal Society: The Health hazards of depleted uranium munitions (Os perigos para a saúde das munições de urânio empobrecido). Parte I Londres: The Royal Society; 2001

19. Eisenbud M, Gesell T: Environmental Radioactivity. 4th Edition San Diego USA: Academic Press; 1997

20. ENVIRHOM: Bioacumulação de radionuclídeos em situações de exposição crónica de ecossistemas e membros do público. Relatório de progresso n.º 2. DRPH 2005-07 França Fontenay aux Roses: IRSN; 2005

21. Busby Chris e Schnug Ewald. Aspectos bioquímicos e biofísicos avançados da contaminação por urânio. In: Loads and Fate of Fertilizer Derived

Uranium. Editado por De Kok, L.J. e Schnug, E. Backhuys Publishers, Leiden, Países Baixos; 2008.

22. Busby C.C: "High Risks at low doses". Actas da 4ª Conferência Internacional sobre os Efeitos na Saúde das Radiações de Baixo Nível: Oxford Sept 24 2002. (Londres: British Nuclear Energy Society); 2002

23. ICRP: Age-dependent Doses to the Members of the Public from Intake of Radionuclides - Part 5 Compilation of Ingestion and Inhalation Coefficients (Doses dependentes da idade para o público resultantes da ingestão de radionuclídeos - Parte 5: Compilação de coeficientes de ingestão e inalação). Publicação 72 da ICRP. Ann. ICRP 26 (1). Oxford: Pergamon; 1995

24. Busby C e Williams D. Evidence of Enriched Uranium in guided weapons employed by the Israeli military in The Lebanon in July 2006. Nota preliminar. Nota de investigação 6/2006. Aberystwyth UK: Green Audit. 2006 Disponível em: http://www.llrc.org/du/subtopic/lebanrept.pdf

25. Ballardie FW, Cowley R, Cox A, Curry A, Denley H, Denton J, Dick J, Gerquin-Kern J-L, Redmond A. A man who brought the war home with him. The Lancet 1998; 372: 1926

26. Brugge D e Buchner V. Health effects of Uranium. New Research Findings. Rev. Environment. Health. 2011; 26(4):231-249.

27 Hindin R, Brugge D e Panekaa B. Teratogenicity of Depleted Uranium Aerosols; review from an epidemiological perspective. Saúde Ambiental. Uma fonte científica de acesso global. Aug 26th 2005 4-17

28 Wagner Sara E, Burch James B, Bottai Matteo, Puett Robin, Porter Dwayne, Bolick-Aldrich Susan, Temples Tom, Wilkerson Rebecca C. Vena John E., Herbert James R. (2011) Groundwater uranium and cancer incidence in South Carolina. Cancer Causes Control. 2011 Jan;22(1):41-50.

29 Kurttio P, Auvinen A, Salonen L, Saha H, Pekkanen J et al. Kidney toxicity of ingested Uranium from drinking water. Envir. Health Perspect. 2002; 110: 337-42

30 Berkow RL, Fleshman JK. Retinoblastoma em crianças indígenas Navajo. Am J Dis Child.1983 137(2) :137-8

31 Morris JA, Cowell JK, Stiller CA, Barratt A. Retinoblastoma - uma possível ligação com a radiação de baixo nível. J.Med. Genet. 1993, 30(5) 440-442

32 Boeing Corporation: Annual Reports of the Rocketdyne Santa Susana Field Laboratory, Simi Hills, Los Angeles, Califórnia. As concentrações de Urânio

Enriquecido atingiram um pico nos filtros de ar entre 1998 e 2005, após a remediação. Disponível em: http://www.etec.energy.gov/environmental and health/ASER.html

33 ECRR: Urânio e Saúde. The Health Effects of Exposure to Uranium and Uranium Weapons Fallout (Efeitos na saúde da exposição ao urânio e às projecções das armas de urânio). Editado por Busby C. Documents of the ECRR 2010 No 2. Bruxelas: Comité Europeu dos Riscos de Radiação, 2010 Disponível em: www.euradcom.org

34 Busby C, Hamdan M, Ariabi A Cancro, mortalidade infantil e rácio entre os sexos em Fallujah, Iraque, 2005-2009. Int.J.Environ. Res. Pub. Health. 2010; 7(7): 2828-2837

35 Alaani Samira Tafash Muhammed, Busby Christopher, Hamdan, Malak e Blaurock-Busch Eleonore. Urânio e outros contaminantes no cabelo dos pais de crianças com anomalias congénitas em Fallujah, Iraque Conflict Health. 2011, 5: 1-15

36 Alaani S., Al-Fallouji M., Busby C., Hamdan, M. Estudo piloto das taxas de anomalias congénitas à nascença em Fallujah, Iraque, 2010. Jornal da Associação Médica Islâmica da América do Norte, América do Norte, 44, ago. 2012. Disponível em: (http://jima.imana.org/article/view/10463)

37 Alaani S, Savabieasfahan M, Tafash M e Manduca P. Four Polygamous Families with Congenital Birth Defects from Fallujah, Iraq Int J Environ Res Public Health. 2011 Jan; 8(1): 89-96

38 Al Ani A-H e Baker J. Uranium in Iraq. The poisonous legacy of the Iraq Wars. Florida: Vandenplas Publishing; 2009

39 Doyle P, Maconochie N, Davies G, Maconochie I, Pelerin M, Prior S, Lewis S: Miscarriage, stillbirth and congenital malformation in the offspring of UK veterans of the first Gulf war. Int J Epidemiol. 2004, **33:**74-86

40 Araneta MR, Schlangen KM, Edmonds LD, Destiche DA, Merx RD, Hobbs CA, Flood TJ, Harris JA, Krishnamurti D, Gray GC. Prevalence of birth defects among infants of Gulf War veterans in Arkansas, Arizona, California, Georgia, Hawaii,

and Iowa, 1989-1993. Birth Defects Res 2003, **67**(Part A)**:**246-260

41 . Kang H, Magee C, Mahan C, Lee K, Murphy F, Jackson L, Matanoski G: Pregnancy outcomes among US Gulf war veterans: a population-based survey of 30,000 veterans. Ann Epidemiol 2001, **11:**504-511

42 Doyle P, Maconochie N, Davies G, Maconochie I, Pelerin M, Prior S, Lewis S. Aborto espontâneo, nado-morto e malformação congénita na descendência de veteranos do Reino Unido da primeira guerra do Golfo. Int J Epidemiol 2004, 33:74-86

43 Zuchetti M. Environmental Pollution and Population Health Effects in the Quirra Area, Sardinia Island (Italy) and the Depleted Uranium Case, aceite para publicação no Journal of Environmental Protection and Ecology. 2005 Disponível em: (http://staff.polito.it/massimo.zucchetti/Quirra JEPE.pdf)

44 Busby C. Depleted Science: the health consequences and mechanisms of exposure to fallout from Depleted Uranium weapons in The Trojan Horses of Nuclear War. Actas da Conferência Mundial sobre Urânio empobrecido e Armas de Urânio, Hamburgo, 16-19 de outubro de 2003. Eds: M. Kuepker e D. Kraft Hamburgo: GAAA 2004

45 Papathanasiou L, Gianoulis C, Tolikas A et al. Effect of depleted uranium weapons used in the Balkan war on the incidence of cervical intraepitheleial neoplasia and invasive cancer of the cervix in Greece. Clin. Exp. Obstet. Gynecol. 2005; 32(1): 58-60

46 McDiarmid MA, Hooper FJ, Squibb K, et al. Efeitos na saúde e resultados da monitorização biológica de veteranos da Guerra do Golfo expostos a urânio empobrecido Mil.Med. 2002; 167 (2 suppl) 123-4

47 Haley RW, Wesley Marshal W, McDonald GG Daugherty M Petty RTF e Fleckenstein JL. Brain abnormalities in Gulf War Syndrome: evaluation with ^{1}H NMR spectroscopy. Radiology 2000; 215: 807-817

48 Hoffmann W e Schmitz Feuerhake I. Qual a especificidade do ensaio dicêntrico em relação à radiação? J. Exposure Anal. Environ. Epid. 1999; 2: 113-133

49 Schroeder H, Heimers A, Frentzel Beyme R, Schott A, Hoffmann W, Chromosome aberration analysis in peripheral lymphocytes of Gulf War and Balkans War veterans. Rad. Prot. Dosim. 2003; 103: 211-219

50 Ibrulj S, Haveric S e Haveric A. Chromosome aberrations as bioindicators of environmental genotoxicity (Aberrações cromossómicas como bioindicadores de genotoxicidade ambiental). Bosnian J Basic Med Sci. 2007; 7(4) 311-6

51 Krunic A, Haveric S e Ibrulj. Frequências de micronúcleos no sangue periférico linfócitos de indivíduos expostos a urânio empobrecido. Arch Hig Rada Toxicol. 2005; 56(3) 227-32

52 Zaire, R., Notter, M. & Thiel, E. Taxas inesperadas de instabilidades cromossómicas e alteração dos níveis hormonais em mineiros de urânio da Namíbia. Radiat. Res. 1997; 147: 579-584

53 Wahab, MA, Nickless EM, Najar-M'Karcher K, Parmentier C, Podd JV, Rowland RE. Elevated chromosome translocation frequencies in New Zealand nuclear test veterans (Frequências elevadas de translocação cromossómica em veteranos de testes nucleares da Nova Zelândia). Cytogenet. Genome Res. 2008; 121: 79-87.

54 Rabbitt Roff S. Mortality and Morbidity of members of the British Nuclear Test Veterans' Association and the New Zealand Test Veterans Association and their Families (Mortalidade e morbilidade dos membros da Associação Britânica de Veteranos de Ensaios Nucleares e da Associação Neozelandesa de Veteranos de Ensaios Nucleares e suas famílias). Medicine, Conflict and Survival 1999; 15: Suppl. N.º 1

55 Busby C e de Messieres M. Abortos espontâneos e doenças congénitas na descendência do Programa Britânico de Testes Nucleares Atmosféricos. Epidemiology (Sunnyvale) 2014; 4:4 Disponível em: http://dx.doi.org/10.4172/2161- 1165.1000172

56 Abdale e outros contra o Secretário de Estado da Defesa. Tribunal de Recurso das Pensões. Royal Courts of Justice. Londres; 2015

57 Martin F, Earl R e Tawn EJ. A cytogenic study of men occupationally exposed to

Uranium. Brit J Industrial Medicine. 1991; 48: 98-102

58 Mc Geoghegan D, Binks K. The mortality and cancer morbidity experience of workers at the Springfields uranium production facility 1946-95 J. Rad. Prot. 2000; 322: 123-134

59 Guseva Canu I, Dupree Ellis E, Timarche M. Cancer risk in nuclear workers occupationally exposed to Uranium-Emphasis on internal exposure. Health Phys.2008; 94(1):1-17

60 Guseva Canu I, Laurier D, Cae "r -Lorho S, Samson E, Timarche M, Auriol B et al. Characterisation of protracted low-level exposures to Uranium in the workpace: a comparison of two approaches. Int.J.Hygiene Environ. Health. 2010; 213: 270-277

61 Guseva Canu I, Jacob S Cardis E, Wild P Cae "r -Lorho S, Auriol B, Garsi JP, Tirmarche M, Laurier D. A carcinogenicidade do urânio em seres humanos pode depender da natureza física e química do urânio e da sua composição isotópica: resultados de um estudo epidemiológico piloto de trabalhadores nucleares franceses. Cancer Causes Control 2011; 22(11):1563-73.

62 Royal Society. The Health hazards of depleted uranium munitions (Os perigos para a saúde das munições de urânio empobrecido). Parte 2 Londres: The Royal Society; 2002

63 Balmain R: The coroner's inquest of Stuart Raymond Dyson; 10 de setembro de 2009, Smethwick Council Chambers, Smethwick West Midlands UK. O júri concluiu que o cancro foi causado pela exposição ao urânio empobrecido na Guerra do Golfo. Ver: (http://www.telegraph.co.uk/news/uknews/defence/6169318/Ex-soldier- died-of-cancer-caused-by-Gulf-War-uranium.html)

64 Prat O, Berenguer F, Malard E, Sage N, Steinmetz G e Quemeneur E. Transcriptomic and proteomic responses of human HEK293 cells to uranium toxicity. Proteomics 2005; 5(1): 297-306

65 Berradi H, Bertho JM, Dudoignon N et al. Anemia renal induzida pela ingestão crónica de urânio empobrecido em ratos. Toxicol Sci. 2008; 103(2): 397-408

66 Goldman M, Yaari A, Doshnitzki Z, Cohen-Luria R e Moran A. Nefrotoxicidade do acetato de uranilo: efeito nas vesículas da membrana da borda em escova do rim do rato. Arch Toxicol. 2006; 80(7): 387-93

67 McClain DE, Benson KA, Dalton TK et al. Health effects of embedded Depleted Uranium Mil. Med. 2002; 167 (suppl 2) 117-9

68 Fukuda S, Ikeda M, Chiba M e Kaneko K. Clinical diagnostic indicators of renal and bone damage in rats intramuscularly injected with depleted uranium. Radiat. Prot. Dosim. 2006; 118(3): 307-14

69 Zhu G, Xiang X, Chen X, Hu H e Weng S. Disfunções renais induzidas pela exposição a longo prazo ao urânio empobrecido em ratos. Arch Toxicol. 2009 Jan;83(1):37-46. doi: 10.1007/s00204-008-0326-6. Epub 2008 Jul 2.

70 . Zimmerman KL, Barber DS, Ehrich MF et al. Química clínica temporal e efeitos renais microscópicos após exposição aguda ao acetato de uranilo Toxicol.Pathol. 2007; 35(7): 1000-9

71 Monleau M, Bussy C, Lestaevel P, Houpert P, Paquet F e Chazel V. Bioacumulação e efeitos comportamentais do urânio empobrecido em ratos expostos a inalações repetidas. Neurosci.Letts. 2005; 390(1) 31-6

72 Barrilet S, Adam A, Palluel O e Devaux A. Bioacumulação, stress oxidativo e neurotoxicidade em *Danio Rerio* exposto a diferentes composições isotópicas de urânio. Environ Toxicl Chem. 2007; 26(3): 497-505

73 . Pellmar TC, Keyser DO, Emery C e Hogan JB. Alterações electrofisiológicas em fatias de hipocampo isoladas de ratos embebidos em fragmentos de urânio empobrecido. Neurotoxicologia1999; 20(5) 785-92

74 McDiarmid MA, Hooper FJ, Squibb K, et al. Efeitos na saúde e resultados da monitorização biológica de veteranos da Guerra do Golfo expostos a urânio empobrecido Mil.Med. 2002; 167 (2 suppl) :123-4

75 . Briner W e Murray J. Effects of short term and long term depleted uranium exposure in open field behaviour and brain lipid oxidation in rats. Neuratoxicol.

Teratol. 2005; 27(1): 135-44

76 Lestaeval, P Hourbert P, Bussy C, Dhieux B, Gourmelon P, Paquet F. O cérebro é o órgão-alvo após a exposição aguda ao urânio empobrecido. Toxicology 2005; 21 (2-3): 219-226

77 Barber DS, Ehrich MF e Jortner BS. The effect of stress on the temporal and regional distribution of uranium in the rat brain after acute uranyl acetate exposure. J.Toxicol.Environ.Health. 2005; 68(2): 99-111

78 Domingo JL. Toxicidade para a reprodução e o desenvolvimento do urânio natural e empobrecido Reproduct. Toxicol. 2001; 15(6): 603-9

79 . Paternain JL, Domingo JL, Ortega A e Llobert JM. The effects of uranium on reproduction, gestation and postnatal survival in mice. Ecotoxicol. Env. Safety. 1989; 17: 291-296

80 Bourrachot S, Simon O e Gilbin R. The effects of waterborne uranium on the hatching success, development and survival of early life stages of zebrafish (danio rerio). Aquat, Toxicol. 2008; 90 (10): 29-36

81 . Raymond-Whish S, Mayer LP, O'Neal T et al. A água potável com urânio abaixo da norma da EPA dos EUA provoca respostas dependentes do recetor de estrogénio em ratinhos fêmeas. Env. Health Perspect. 2007; 115 (12) 1711-6 .

82 Miller A C, Stewart M, Brooks K, Shi L, Page N. Depleted uranium catalyzed oxidative DNA damage: absence of significant alpha particle decay. J. Inorg. Biochem, 2002, 91: 246-252.

83 Miller A C, Xu J, Stewart M, Brooks K, Hodge S. Shi L, Page N, McLain D, Observações de danos específicos de radiação em células humanas expostas a urânio empobrecido. Frequência dicêntrica e transformação neoplásica como pontos finais. Radiat. Prot. Dosimetry 2002; 99 (1-4): 275-8

84 Miller, A.C., Blakeley, W.F., Livengood, D., Whittaker, T., Xu, J., Ejnik, J.W., Hamilton, M.M., Parlet, E., St John, T., Gerstenberg, H.M. & Hsu, H. Transformação de células de osteoblastos humanos para o fenótipo tumorigénico

por cloreto de urânio-uranilo empobrecido. Environ. Health Persp. 1998; 106: 465471

85 Miller, A.C., Brooks, K., Stewart, M., Anderson, B., Shi, L., McClain, D. & Page, N. Genomic instability in human osteoblast cells after exposure to depleted uranium: delayed lethality and micronuclei formation. J. Environ. Radioact. 2003; 64: 247-259.

86 Yang ZH, Fan BX, Lu Y, Cao ZS et al. Transformação maligna de células epiteliais brônquicas humanas (BEAS-2B) induzida por urânio empobrecido. Ai Zheng. 2002; 21(9) 944-8

87 Coryell V, Stearns D. Molecular analysis of hprt mutations generated in Chinese hamster ovary EM9 cells by uranyl acetate, by hydrogen peroxide and spontaneously. Mol. Carcinogen. 2006; 45: 60-72.

88 Huxley H E, Zubay G. Coloração preferencial de estruturas contendo ácido nucleico para microscopia eletrónica. Biophys. Biochem. Cytol, 1961; 11: 273275

89 . Constantinescu, D.G. Metacromasia através de iões uranilo: um procedimento para identificar os ácidos nucleicos e os nucleótidos. Anal. Biochem. 1974; 62: 584587

90 Nielsen, P.E., Hiort, C., Soennischsen, S.O., Buchardt, O., Dahl, O. & Norden, B. DNA binding and photocleavage by Uranyl VI salts. J. Am. Chem. Soc. 1992; 114: 4967-4975.

91 Busby C. Does uranium contamination amplify natural background radiation dose to the DNA? Eur. J. Biol. Bioelectromagn. 1: 120-131.

92 Busby C. Armas de urânio empobrecido, partículas metálicas e dose de radiação. Considerações sobre a exposição à radiação em tecidos que contêm pequenas partículas densas de elementos químicos de elevado número atómico como consequência de campos de radiação secundários resultantes da dispersão e da excitação de fotoelectrões. Eur. J. Biol. Bioelectromagn. 1: 82-93

93 . Kalinich JF, Ramakrishnan N Villa V e McLain DE. O cloreto de urânio-uranilo

empobrecido induz a apoptose em macrófagos J774 de ratinho Toxicology.2002; 179(1-2): 105-14

94 . Guegen Y, Souidi M, Baudelin C et al. Short term hepatic effects of depleted uranium on xenobiotic and bile acid metabolizing Cytochrome P450 enzymes in the rat. Arch Toxicol. 2006; 80(4): 187-95

95 . Perikayaruppan A, Kumar F, Sarkar S, Sharma, CS e Ramesh GT. O urânio induz stress oxidativo nas células epiteliais do pulmão Arch Toxicol.2007; 81(6): 389-95

96 Grignard E, Gueguen Y, Grison S et al. A contaminação com urânio empobrecido afecta de forma diferente o metabolismo da esteroidogénese no rato. Int J Toxicol.2008; 27(4): 323-8

97 Tissandie E, Gueguen Y, Lobaccaro JM, Paquet F, Aigueperse J, Souidi M. Effects of depleted uranium after short-term exposure on vitamin D metabolism in rat. Arch Toxicol. 2006 Aug; 80(8):473-80

98 Yazzie M, Gamble SL, Civitello ER, Stearns DM. O acetato de uranilo provoca quebras de cadeia única de ADN in vitro na presença de ascorbato (vitamina C). Chem Res Toxicol. 2003 Apr;16(4):524-30.

99 Elsaessar A, Busby C, McKerr G, Howard CV. Conferência EMBO: Nanopartículas. outubro de 2007, Madrid

100 . Wan B, Fleming JT, Schultz TW, Sayler GS. Toxicidade imunitária in vitro do urânio empobrecido: efeitos sobre macrófagos murinos, células T CD4+ e perfis de expressão genética. Environ Health Perspect. 2006 Jan;114(1):85-91.

101 . Pattison JE, Hugtemburg RP, Green S. Enhancement of gamma background radiation dose around uranium microparticles in the human body. J.Roy. Soc Interface. 2009; 7: 603-611

102 . Eakins JS, Jansen J.TH.M, Tanner RJ. Uma análise de Monte Carlo de possíveis efeitos de aumento da dose celular por mocropartículas em campos de fotões. Rad. Prot. Dosim. 2010: 1-4

103 . Elsaessar Andreas. Interação biofísica de nanopartículas e radiação. Tese de

doutoramento. Faculdade de Ciências da Vida e da Saúde, Universidade de Ulster; 2011

104 . Fasso A, Ferrari A, Ranft J, Sala PR, "FLUKA": um código de transporte de partículas múltiplas. CERN-2005-10, INFN/TC_05/11, SLAC-R-773 ICRU 1984

105 . ICRU35 Dosimetria das radiações: Feixes electromagnéticos com energias entre 1 e 50 MeV. Bethesda US: ICRU 1984

106 . Busby C: Aumento da dose absorvida da radiação de fundo natural devido à indução de fotoelectrões em partículas de urânio. Com alguns comentários sobre Pattison et al 2009 e a Royal Society. Documento ocasional 2010/2. Aberystwyth: Green Audit. Disponível em:www.greenaudit.org/ papers.

107 . Regulla, D.F., Hieber, L.B. & Seidenbusch, M. 1998. Efeitos de dose de interface física e biológica em tecidos devido à libertação de radiação secundária induzida por raios X de superfícies metálicas de ouro. Radiat. Res. 150: 92-100.

108 . CERRIE: Minority Report of the Committee Examining Radiation Risk from Internal Emitters (CERRIE). Bramhall R, Busby C e Dorfman P. Aberystwyth: Sosiumi Press.

109 . Hainfeld, J.F., Slatkin, D.N. & Smilowitz, H.M. The use of gold nanoparticles to enhance radiotherapy in mice. Phys. Med. Biol. 49: N309- N315.

110 . Busby Christopher (2015) Editorial: Uranium Epidemiology. Jacobs Journal of Epidemiology and Preventive Medicine 1(2)- 009; (http://jacobspublishers.com/index.php/journal-of-epidemiology-articles-in- press)

111 . Busby C (2009) Uranium Weapons-Why all the fuss? Fórum de Desarmamento das Nações Unidas Vol 3 25-66 Genebra: UNIDIR www.unidir.ch/pdf/articles/pdf-art2758.pdf

112 . Hufton J, Harding JH e Romero Gonzalez ME (2016) O papel do ADN extracelular na precipitação e biomineralização do urânio. Físico-Químico-Químico-Físico 18: 29101

113 . Roman, E., A Watson, V.Beral, S.Buckle, D.Bull, H.Ryder e C.Barton, (1993) '

Case control study of leukemia and non-Hodgkin lymphoma among children aged 0-4 years in West Berkshire and North Hampshire Health Districts' *British Medical Journal,* 306, 615-21

114 Jakeman D (1984) Notes on the levels of radioactive contaminants in the Sellafield Area arising from discharges in the early 1950s. Londres: HMSO

115 Busby C (2017) Radiochemical Genotoxicity Risk and Absorbed Dose (Risco de genotoxicidade radioquímica e dose absorvida).
Res Rep Toxi. Vol.1 No.1:1

116 Busby C (2017) Childhood leukemia, atmospheric test fallout and high- voltage power lines. Dimensões Pediátricas. 2(4):1-4 DOI 10.15761/PD.1000154

1. Interesse de investigação nos efeitos genéticos da exposição ao urânio em resultado da utilização de urânio empobrecido (DU) e possivelmente de outras armas de urânio no Iraque, nos Balcãs e noutras áreas.

2. Efeitos genéticos em trabalhadores e mineiros de urânio

3. A descoberta de níveis anormalmente elevados de danos genéticos em estudos laboratoriais e animais relativamente à sua radioatividade

4. A questão da sua elevada afinidade química com o ADN alvo, associada à

5. O efeito de fotoeletrão secundário (SPE), em que a elevada secção transversal de absorção de fotões gama e de raios X externos, devido ao elevado número atómico de absorção Z[1 2 3 4 5], resulta na amplificação da radiação fotónica externa por conversão em fotoelectrões de curto alcance.

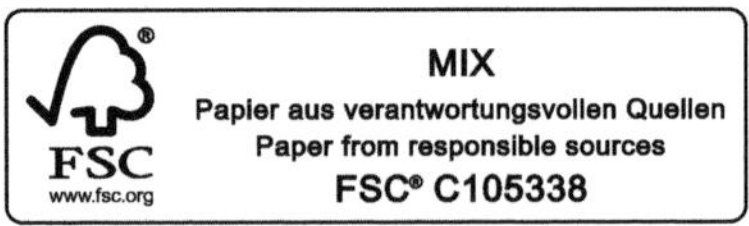

Printed by Books on Demand GmbH, Norderstedt / Germany